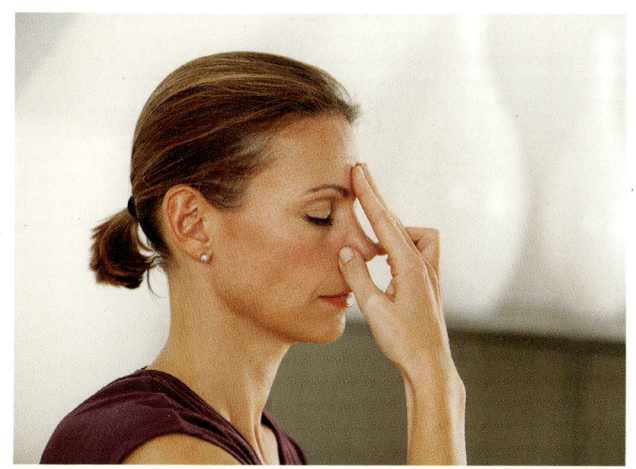

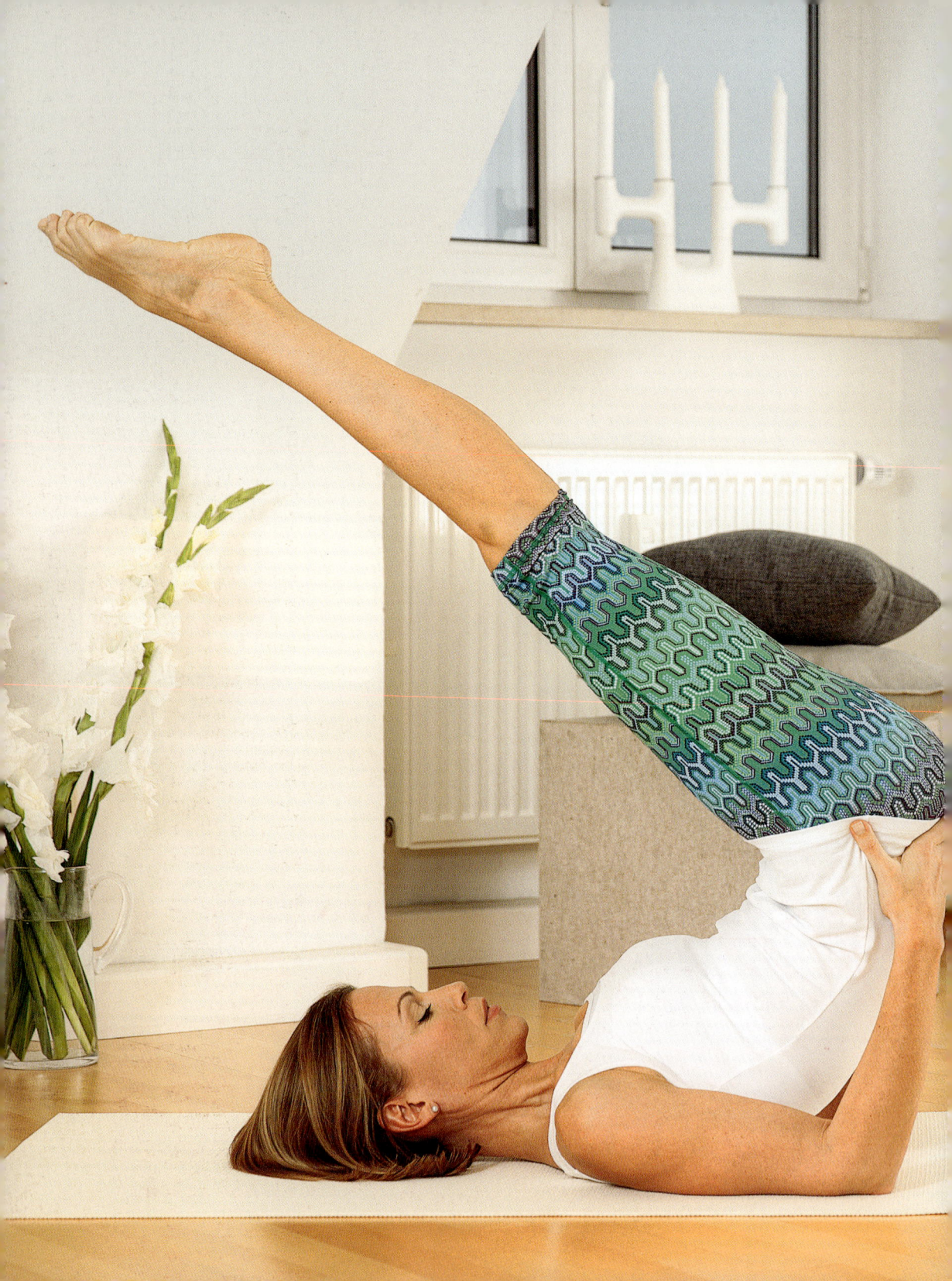

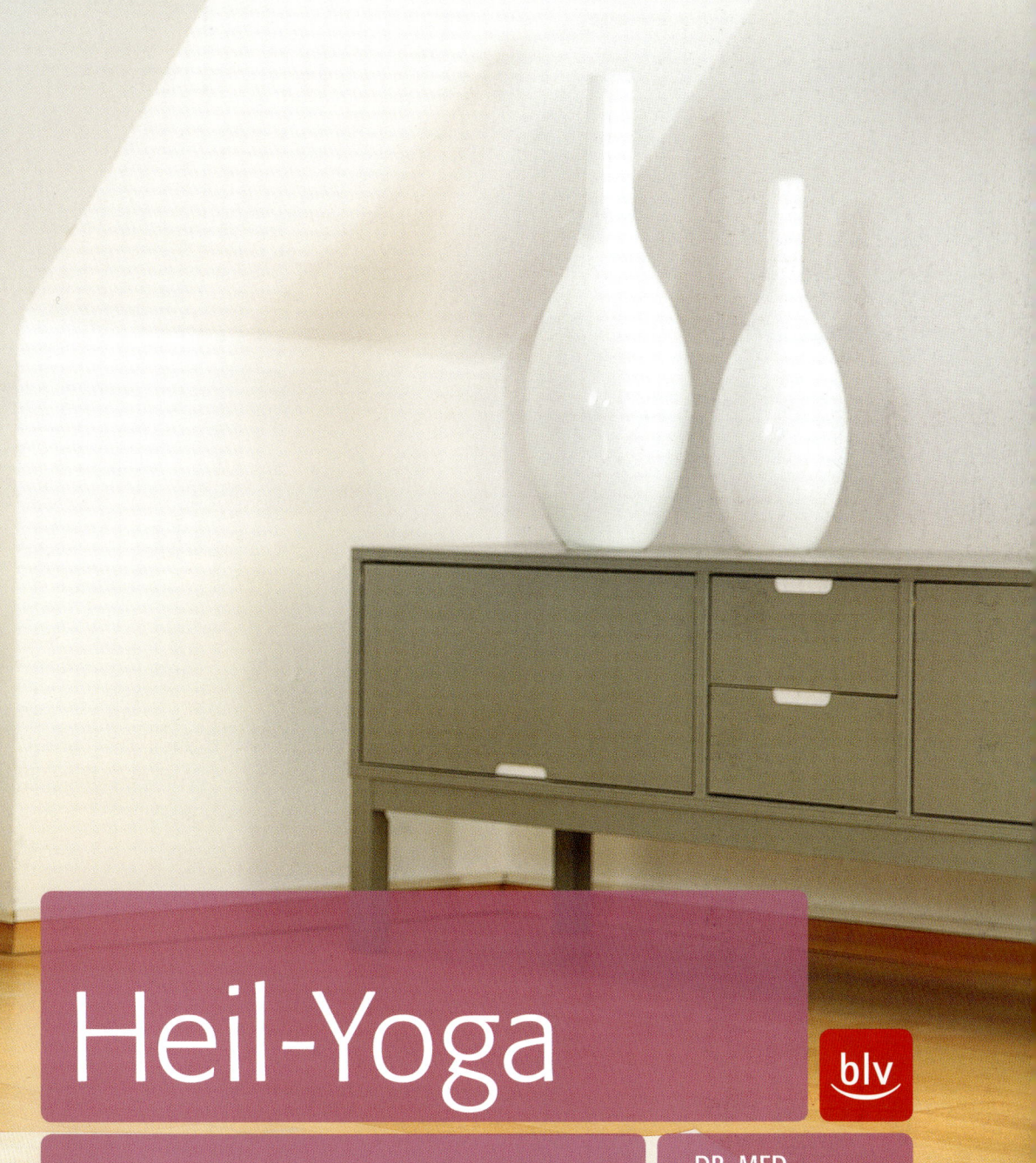

Heil-Yoga

Ganzheitlich gesund & entspannt

blv

DR. MED.
PETER KONOPKA

Was Sie in diesem Buch finden

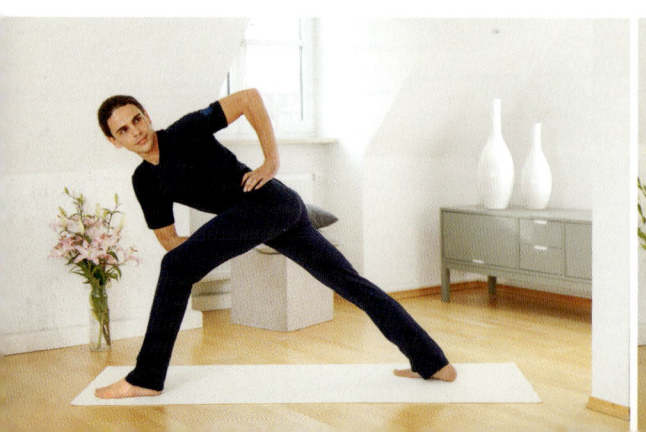
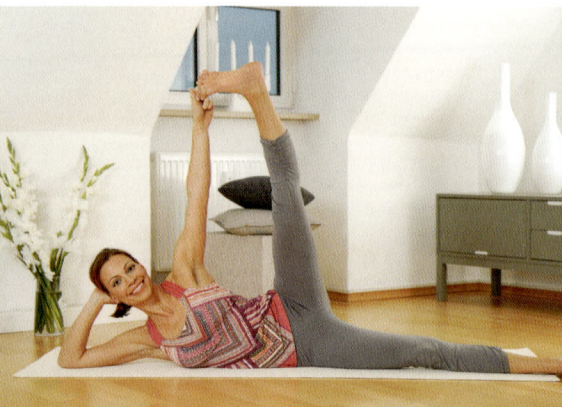

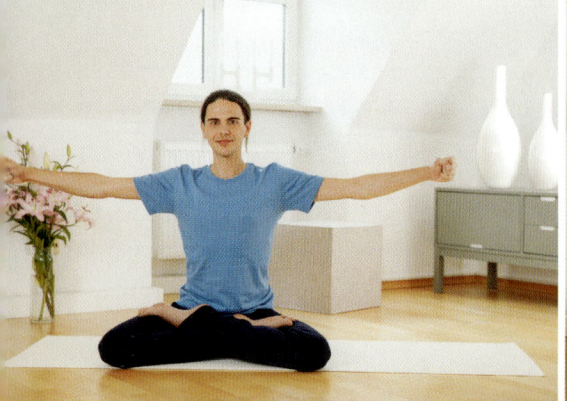
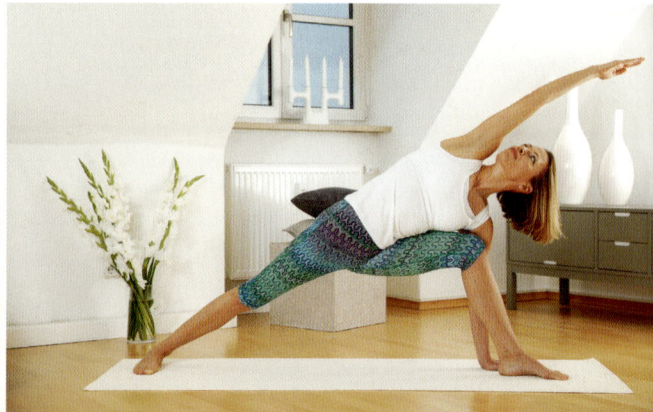

Wie dieses Buch entstand

Es war um die Zeit der Olympischen Spiele 1972 in München, als ich zusammen mit Radweltmeister Rudi Altig, dem Radsportidol meiner Jugend, die Deutsche Rad-Nationalmannschaft betreute. Er und sein Trainer Karl Ziegler haben mich damals zum Yoga gebracht. Es waren zunächst die Körperübungen, Hatha-Yoga, die ich als Ausgleichstraining für die Wirbelsäule sehr gut gebrauchen konnte, da ich noch Radrennen fuhr. Damals war Yoga noch wenig bekannt.

Nach meiner medizinischen Ausbildung an den Universitäten Erlangen, Tübingen und München arbeitete ich drei Jahre lang als wissenschaftlicher Assistent am Pathologischen Institut der Universität München. Dort konnte ich die grobstoffliche Seite des Menschen erforschen.

Durch die Zusammenarbeit mit der Neuropathologie fragte ich mich schon damals, wie es möglich sein sollte, dass so viele verschiedene Persönlichkeiten von einem Gehirn »produziert« werden sollten, das bei jedem Menschen gleich aussieht. Sogar das Gehirn von Albert Einstein zeigte außer einer dichteren Vernetzung keine Besonderheiten.
Schon damals dachte ich, dass das Gehirn nur ein Instrument sein könne, das der Geist (Spirit) benutzt, um sich in dieser Welt auszudrücken. Genauso haben es auch die Yogis gesehen – aber das schon vor 5000 Jahren!

»Studiere die Dinge dieser Welt, es ist die Pflicht deines Berufes; aber schau sie nur mit einem Auge an, dein anderes Auge auf das ewige Leben gerichtet! Höre die Gelehrten, aber nur mit einem Ohr!« André-Marie Ampère

Obwohl der Neurophysiologe und Nobelpreisträger Sir John Ecclés schon 1989 sein Buch »Das Ich und sein Gehirn« geschrieben hat, wagt die moderne Wissenschaft der Neurobiologie erst heute, langsam und vorsichtig die bisherige Lehrmeinung, dass das Gehirn den Geist produziere, zu korrigieren. Die ersten Neurobiologen wagen nun öffentlich zu sagen, das Gehirn habe keine »erzeugende«, sondern eine »vermittelnde« Funktion – nämlich zwischen Geist (Spirit), Körper und Umwelt. Damit kommen wir erst heute zu einer Erkenntnis, die die Yogis schon vor Jahrtausenden hatten – denn:

»Wissenschaften entfernen sich im Ganzen immer vom Leben und kehren nur durch einen Umweg wieder dahin zurück.«
Johann Wolfgang von Goethe

Als ich diese Zusammenhänge immer deutlicher erkannte, nahm für mich die Faszination des Yoga als älteste Erfahrungswissenschaft der Menschheit immer weiter zu. Sie begleitete mich in meiner weiteren Ausbildung zum Internisten am Klinikum Augsburg, einem modernen Krankenhaus der höchsten Versorgungsstufe.

Auf der einen Seite sah ich dort viele schwerkranke Menschen – auf der anderen bei meiner sportmedizinischen Tätigkeit so viele gesunde und leistungsfähige Menschen, wie sie ein Arzt

normalerweise gar nicht zu Gesicht bekommt. Im Sport und bei der Heilung ist der Geist – sowohl im Sinne von Spirit als auch im Sinne von Verstand *(mind)* – ein starker und wichtiger Faktor – denn:

> *»Es ist der Geist, der sich den Körper baut.«*
>
> Friedrich von Schiller (Wallenstein)

Aber manchmal reicht diese Kraft allein nicht ganz aus, nämlich dann, wenn die Materie stärker ist. Das mit dem »positiven Denken« ist zwar modern, aber so einfach sind die Zusammenhänge nicht – zumindest nicht immer. Vor allem darf man es nicht umdrehen und glauben, dass alle Krankheiten durch zu schwaches »positives Denken« zustande kommen. Krankheiten spielen sich auf verschiedenen Ebenen ab. Deswegen muss die Heilung auch auf verschiedenen Ebenen stattfinden.

Yoga ist eine äußerst wertvolle jahrtausendealte und bewährte Weisheits- und Lebenslehre, eine psycho-physische Methode, die sich bei der Heilung heute auch wissenschaftlich vielfach bewährt hat. Yoga kann ganz eindeutig und signifikant das Umfeld verbessern, in dem die Heilung stattfinden kann – und zwar auf den Ebenen von Körper, Seele und Geist.

> *»Diese Schulung ist in idealer Weise geeignet, körperliche und geistige Krankheiten zu verhüten und dem Körper ganz allgemein einen Schutz zu geben.«*   Yehudi Menuhin

In Augsburg wurde die erste Yoga-Schule bereits 1970 von Jonas Remedios gegründet, nachdem er Yoga in Pondicherry und Rishikesh gelehrt hatte. In Augsburg lehrte er Yoga mit christlichem Hintergrund. Es war für mich eine große Ehre, als er mich an seine Yoga-Schule, berief, mich zum Yogalehrer ausbildete und schließlich zu seinem Nachfolger bestimmte. Als ich 1991 zusammen mit meiner Frau seine Yoga-Schule übernahm, war das das größte Geschenk unseres Lebens, für das wir ewig dankbar sind.

Über den Schweizer Triathlon-Verband kam ich auch zu Selvarajan Yesudian an die älteste Yoga-Schule Europas in Zürich. Von ihm habe ich die Erlaubnis bekommen, den Stil seines Hatha-Yoga mit bekräftigenden Affirmationen in das System unserer Yoga-Schule zu integrieren – verbunden mit seinem berühmten Ratschlag:

> *»Ich brauche keinen Lehrer, der mich beeinflusst, sondern einen Lehrer, der mich lehrt, mich nicht beeinflussen zu lassen.«*

Schließlich lernte ich über Paramahansa Yogananda (Kalifornien) und Swami Krjyananda (Nevada City) die höchsten geistigen Yoga-Techniken und wurde auch in den Kriya-Yoga eingeweiht. Auf diese Weise sind unsere Yoga-Schule und dieses Buch aus der Praxis heraus gewachsen. Durch die Verbindung mit meinen ärztlichen, internistischen und sportmedizinischen Erfahrungen ist eine Synthese entstanden, die vielleicht in manchen Punkten (noch) gültigen Lehrmeinungen widerspricht. Aber nur so ist eine Weiterentwicklung möglich.

Peter Konopka

Dr. med. Peter Konopka

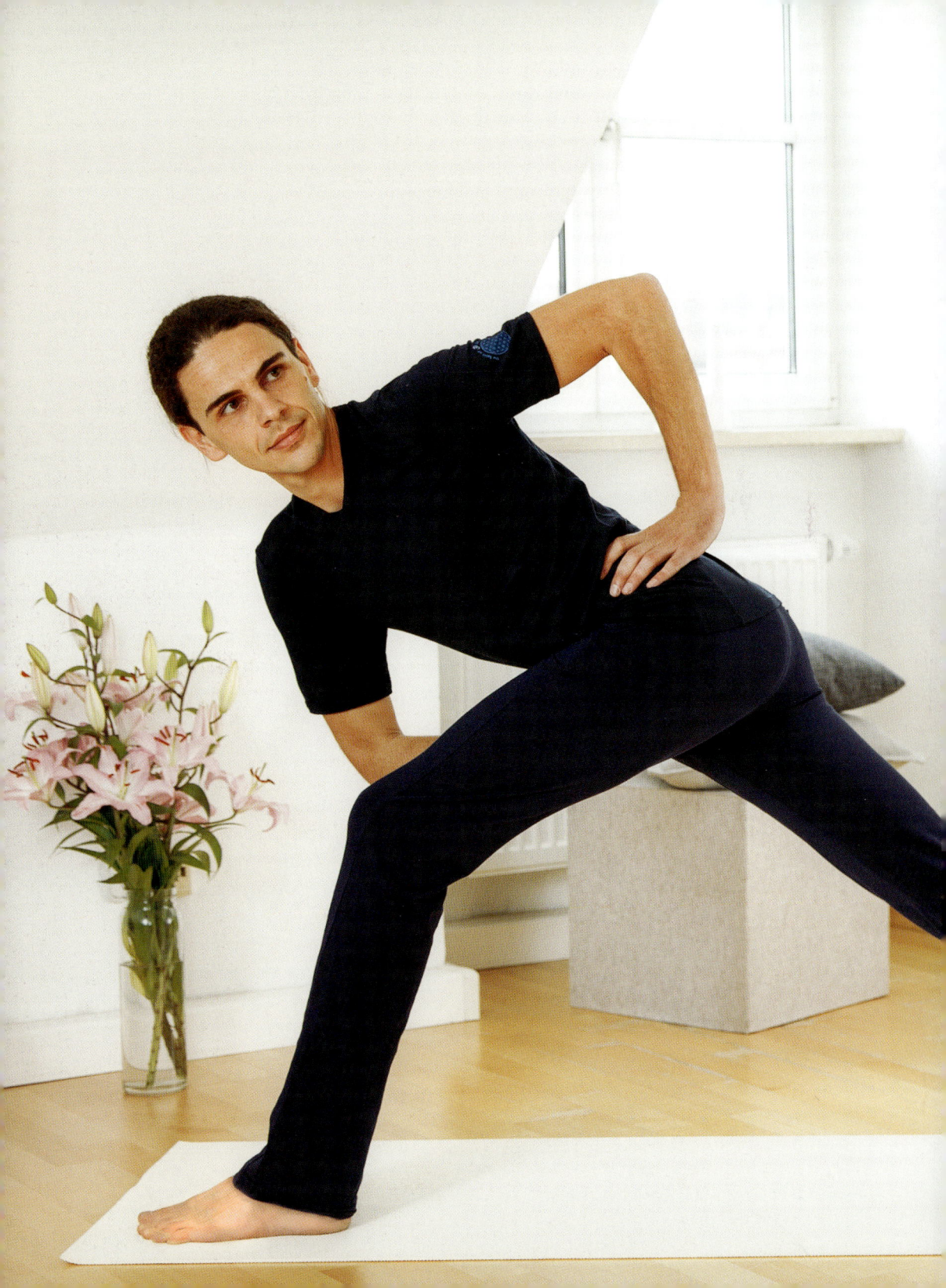

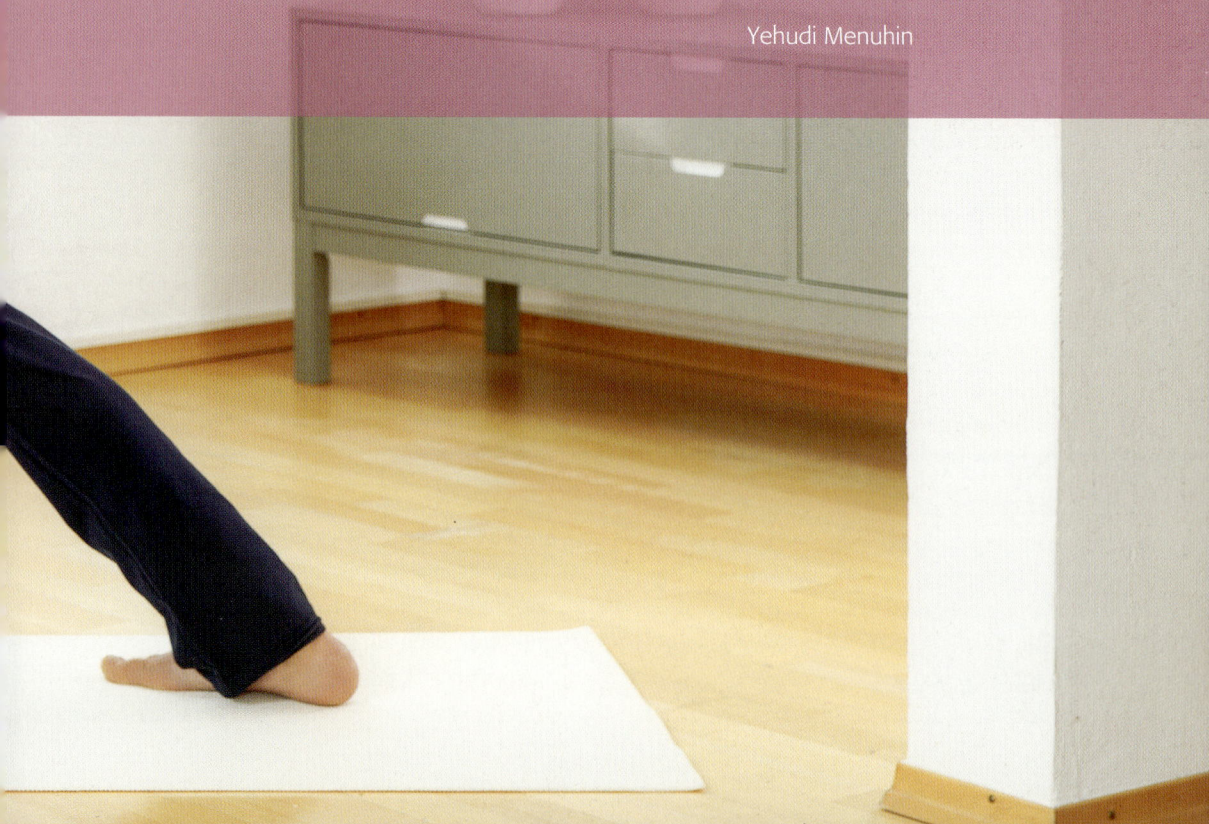

Gesundheit, Krankheit, Heilung

Das Umfeld schaffen, in dem die Heilung stattfinden kann.

»Diese Schulung ist in idealer Weise geeignet, körperliche und geistige Krankheiten zu verhüten und dem Körper ganz allgemein einen Schutz zu geben. Yoga ist von Natur aus eng verbunden mit den allgemeingültigen Gesetzen.«

Yehudi Menuhin

Nachdenken

Das Wichtigste im Leben ist Zielklarheit – auch bei der Heilung und auch beim Yoga. Unser aller Ziel im Leben ist Gesundheit, auf unterschiedlichen Ebenen. Dabei ist es gar nicht so leicht zu definieren, was Gesundheit in Wirklichkeit ist.

Was ist Gesundheit?

Laut Weltgesundheitsorganisation ist Gesundheit »ein Zustand des vollständigen körperlichen, geistigen (mentalen) und sozialen Wohlergehens und nicht nur das Fehlen von Krankheit oder Gebrechen *(infirmity)*.« Da es auch Krankheiten gibt, bei denen das Wohlbefinden nicht beeinträchtigt ist, hat die Pathologie Gesundheit noch einfacher und allgemeiner definiert als die »vollkommene Anpassung an die Umwelt«. Dabei geht es sowohl um die Umwelt in uns als auch um das, was uns umgibt. Und Hippokrates, der große Arzt der Antike, erklärte Gesundheit als »Harmonie der Lebensvorgänge«.

Versucht man nun all diese Erklärungsversuche auf einen gemeinsamen Nenner zu bringen,

ergibt sich folgende Definition: »Unsere individuelle Gesundheit ergibt sich daraus, wie unsere aktuelle innere Umwelt (Disposition) mit den sich ändernden äußeren Bedingungen (Klima, Schadstoffe, Krankheitserreger usw.) umgehen kann.«

Da sich unsere Anpassungsfähigkeit und Widerstandskraft auf körperlicher, seelischer und geistiger Ebene ständig verändert (Disposition), kann man daraus schließen, dass Gesundheit niemals ein Zustand, sondern immer ein dynamischer Prozess ist. Auf Dauer kann nur gesund sein, wer darauf achtet, seine innere Umwelt (Disposition) auf einem so hohen Niveau zu halten, dass eine ständige flexible Anpassung an die sich ändernden Umweltbedingungen auf eine optimale Weise möglich ist.

Man sollte rechtzeitig daran denken, diesen dynamischen Prozess in die richtige Richtung zu lenken und sich Zeit dafür zu nehmen – denn: *»Wer heute keine Zeit für seine Gesundheit hat, wird später viel Zeit für seine Krankheiten brauchen.«* Sebastian Kneipp

Yoga: Gesundheit ist nicht nur die Abwesenheit von Krankheit und auch kein passiver Zustand, sondern ein dynamischer Prozess auf den drei Ebenen Körper, Seele und Geist: Stärke für den Körper, Verständnis, Liebe und Zuwendung für die Seele und Weisheit für den Geist.

Was ist Krankheit?

Krankheiten entstehen, wenn die Anpassungsmöglichkeiten eines Systems ausgereizt sind. Die Krankheit an sich aber gibt es nicht, denn jedes Organ kann einzeln und der ganze Mensch auch insgesamt erkranken. Die moderne Wissenschaft beginnt allmählich, die Erkenntnis der

Yogis, dass der Mensch Geist (Spirit) ist, der einen Körper hat, in ihre Denkweise einfließen zu lassen. Die Trennung des Menschen in Körper, Geist und Seele wird man in Zukunft so nicht mehr aufrechterhalten können. Denn die Dimensionen von Körper, Geist (Spirit) und Seele durchdringen und beeinflussen sich gegenseitig und sind eine Einheit.

Daher hat auch jede körperliche Krankheit Auswirkungen auf Seele und Geist – und jede seelische Krankheit Auswirkungen auf den Körper. So spielt sich zum Beispiel ein Unfall zunächst auf rein körperlicher Ebene ab, beeinflusst aber dann auch Seele und Geist.

Krankheiten wie Magengeschwüre, Herzinfarkte, Bluthochdruck, Asthma verlaufen meist »gemischt« auf körperlich-geistiger Ebene. Neurosen, depressive Verstimmungen und Depressionen gehen zunächst vom Geist (Gehirn) aus – haben aber auch Einfluss auf Seele und Körper.

Außerdem kann jede Krankheit ein Signal sein, das uns auf eine bestimmte Situation in unserem Leben aufmerksam machen will – wie Paramahansa Yogananda so weise formulierte: »Sickness is a situation to make aware a situation.« (»Krankheit ist eine Situation, um eine Situation bewusst zu machen.«)

Was ist Heilung?

Heilung ist der Weg von der Krankheit zur Gesundheit und zwar auf den Ebenen, auf denen sich die Krankheit abspielt, meist auf allen drei Ebenen von Körper, Seele und Geist.

»Es gibt drei Arten von Heilung: körperliche, geistige und seelische Heilung. Körperliche Heilung ist notwendig, wenn der Körper von Krankheit heimgesucht wird. Geistige Heilung ist notwendig, wenn sich der Geist (Verstand) in einem Zustand von Disharmonie befindet, und seelische Heilung ist notwendig, wenn die Seele im Zustand der Unwissenheit lebt.«

Paramahansa Yogananda

Der Idealfall ist eine Heilung im engeren Sinn, die Rückkehr zum unversehrten Zustand – wie das zum Beispiel nach einem Schnupfen, einer Grippe oder bei Kinderkrankheiten normalerweise der Fall ist. Es gibt aber auch Defektheilungen, bei denen etwas zurückbleibt, zum Beispiel eine Narbe (nach Verletzungen, Herzinfarkt, Schlaganfall). Dabei kommt es darauf an, wo die Narbe sitzt und welche Störungen sie verursacht. Auch gibt es Defektheilungen in Form von chronischen Krankheiten, die nach der Heilung der akuten Krankheit übrig bleiben (zum Beispiel eine chronische Bronchitis). Man kann diese Reste nach Defektheilungen nicht einfach wegzaubern, sondern man muss lernen, das Beste daraus zu machen – oder wie der Philosoph Friedrich Nietzsche sagte: »Gesundheit ist dasjenige Maß an Krankheit, das es mir noch erlaubt, meinen wesentlichen Beschäftigungen nachzugehen.«

Was ist Prävention?

Nach der Heilung ist es wichtig, alles zu tun, damit man nicht wieder krank wird. Das nennt man Prävention (Vorbeugung).

Therapieverfahren

Kein Heiler auf der ganzen Welt kann alle Krankheiten heilen. Es gibt Heiler, die in der Lage sind, durch Kanalisierung kosmischer Energie Krankheiten zu bessern und auch zu heilen – aber nicht immer, weil sich Krankheiten meistens auf verschiedenen Ebenen abspielen und deswegen auch auf verschiedenen Ebenen und in unterschiedlichen Dimensionen geheilt werden müssen. Seriöse Heiler betonen:

»Wir können nicht heilen. Wir können nur das Umfeld schaffen, in dem die Heilung stattfinden kann.« Und darum geht es!

Auch Yogis befürworten die Einnahme notwendiger Medikamente und sehen Yoga als zusätzliche, ergänzende Therapie.

Man sollte immer zuerst nach der Ursache für die Krankheit suchen – auf körperlicher, geistiger und seelischer Ebene. Dann sollte man alle Therapieverfahren in richtiger Kombination anwenden, um auf allen Ebenen eine Heilung zu erreichen, auf denen sich die betreffende Krankheit entwickelt hat.

Die größte Gefahr bei der Auswahl der Therapieverfahren ist Halbwissen und autistischundiszipliniertes Denken, das sich auch in dem Begriff »alternative« Medizin widerspiegelt. Darauf hat schon der berühmte Professor der Psychiatrie Eugen Bleuler vor fast hundert Jahren hingewiesen. Und daran hat sich bis heute nicht viel geändert. Aufgeklärte Ärzte und Patienten des 3. Jahrtausends sollten besser das Wort »komplementäre« Medizin gebrauchen, in dem Bewusstsein, dass immer eine möglichst individuelle Kombination sich ergänzender Therapieverfahren auf verschiedenen Ebenen angewendet werden sollte.

Wir haben diese verschiedenen Therapieverfahren und die Ebenen, auf denen sie wirken, in der nebenstehenden Tabelle zusammengefasst, damit man einen Überblick bekommt – und einen Eindruck davon, auf welchen Ebenen Yoga und Yoga-Therapie wirken.

Ein Yogi sagte einmal: *»Erst wenn man in der Lage ist, sich einen Arm abzuhacken und ihn dann wieder nachwachsen zu lassen, beherrscht man die Materie vollständig. Erst dann braucht man keine materiellen Heilmittel mehr.«* Bis wir so weit sind, ist die richtige Mischung aus geistigen, seelischen und physischen Heilmitteln die beste Lösung.

DAS
AUTISTISCH-UNDISZIPLINIERTE
DENKEN IN DER MEDIZIN
UND SEINE ÜBERWINDUNG

VON

E. BLEULER
PROFESSOR DER PSYCHIATRIE IN ZÜRICH

DRITTE AUFLAGE
(MANULDRUCK)

Springer-Verlag Berlin Heidelberg GmbH
1922

Die Frage, mit der sich der Psychiater E. Bleuler schon 1922 beschäftigte, ist nach wie vor aktuell.

Therapieverfahren und Arzneimittel im naturwissenschaftlichen Weltbild

Naturwissenschaftliche Ebenen	Therapieverfahren
Elektromagnetische Wellen	Langwellen, Mittelwellen, Kurzwellen, Ultrakurzwellen, Mikrowellen, Ultraschall; Licht, Infrarotlicht, ultraviolettes Licht, Laser; Röntgenstrahlen Geopathogene Zonen (»Wasseradern«) Homöopathie
Elementarpartikel	Elektronen, Neutronen, Photonen; radioaktive Substanzen; Wasser, Bäder, ätherische Öle (Duftstoffe, Aromatherapie); Homöopathie
Elemente	Spurenelemente, Mineralstoffe; Elemente des Periodischen Systems
Moleküle	Molekulartherapie, Pharmakotherapie (Arzneimittel); Chemotherapie Vitamine, Hormone
Zellderivate	Enzyme, Organextrakte Phytotherapie, Enzym-Hefezellen
Zellen	Erythrozyten-, Leukozyten-, Thrombozythenkonzentrate Bluttransfusionen (Vollblut, Erythrozyten-Konzentrate) Stammzelltherapie; Knochenmarktransplantation
Organe	Organtransplantationen, chirurgisch-orthopädische Verfahren (Plastiken, Bypässe)
Organismus	Ganzheitliche Medizin; Homöopathie Glaube, Hoffnung, Willenskraft, Optimismus Bewegungstherapie, körperliche Aktivität **Yoga, Yoga-Therapie**
Umfeld	Lebensweise, Lebensstil, Ernährung, Bewegung, Abhärtung, Klima: Licht, Luft und Sonne Geistige Einstellung (auch des Umfeldes) Liebe, Zuwendung, Familie, Freunde **Yoga, Yoga-Therapie**

Geist

Im Jahr 2005 wurde das Einstein-Jahr zum 100. Geburtstag der Relativitätstheorie gefeiert. Einstein selbst hatte verfügt, dass sein Gehirn obduziert werden müsse, damit die Menschheit erfahre, worauf sein Genie beruhe. Aber man fand an seinem Gehirn nichts Besonderes, außer einer stärker ausgeprägten Vernetzung der Gehirnnervenzellen untereinander – als Ausdruck einer besseren Qualität des Organs Gehirn durch qualitativ hochwertige Benutzung. Doch was oder wer war es, der oder das dieses Gehirn benutzte?

Damals begannen einige pathologische Institute, das Gehirn von Einstein als »Denkorgan« (= Organ zum Denken) zu bezeichnen. Interessant ist, dass diese Bezeichnung auch schon von den Yogis *(citta = Denkorgan)* verwendet wurde. Die wohl bekannteste Definition von

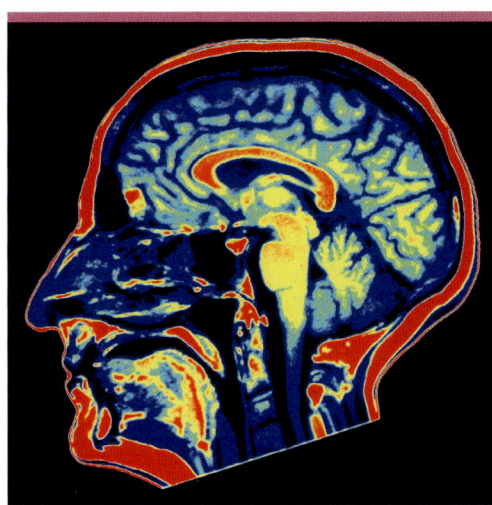

Das Gehirn – unser Denkorgan

Yoga heißt bei Patanjali: »*Yoga citta vrttii nirodah*«. Übersetzt ist Yoga das Zur-Ruhe-Bringen *(nirodah)* der Wellen *(vrtti)* im Denkorgan *(citta)*. Die Kernbotschaft von Yoga lautet: »Der Mensch ist Geist (Spirit), der einen Körper hat. Wenn sich der Geist (Spirit) in das Denkorgan (Gehirn, citta) einquartiert und sich mit ihm identifiziert, entsteht das, was wir als Geist (Verstand) bezeichnen.«

Inzwischen haben auch Hirnforscher und Neurobiologen erkannt, dass die bisherige Lehrmeinung, das Gehirn produziere den Geist, falsch ist. Deswegen verkündet man nun auch wissenschaftlich, dass das Gehirn ein Instrument ist, das der Geist (Spirit) benutzt, um sich als Geist (Verstand) in dieser Welt auszudrücken.

Wir müssen uns also darüber im Klaren sein, was wir meinen, wenn wir behaupten, dass der Mensch aus Körper, Seele und Geist bestehe. Eigentlich meinen wir den Geist im Sinne von Spirit – verwechseln ihn aber immer mit dem Geist im Sinne von Verstand (engl. *mind*).

Wir leben in einer Zeit, in der die jahrtausendealte Kernbotschaft von Yoga auch zur Kernbotschaft der modernen Wissenschaften wird. Gehen wir noch einen Schritt weiter, so werden wir erkennen, dass der Geist (Spirit) das Selbst ist, als das sich das göttliche Bewusstsein in uns widerspiegelt – mit all seinen göttlichen Eigenschaften: Stille, Vollkommenheit, Ewigkeit, Allwissenheit, Allgegenwart. Durch Yoga lernen wir, uns von der Identifizierung mit dem Körper zu lösen und uns wieder mit dem Geist (Spirit) zu identifizieren (siehe auch Seite 24 f.). Das ist erlebte Spiritualität.

Gene

Das menschliche Genom – die Zusammensetzung der menschlichen DNA auf den einzelnen Chromosomen – wurde im Jahre 2003 vollständig entschlüsselt. Seitdem ist es still geworden um dieses Projekt, weil man erkannt hat, dass die Zusammenhänge doch nicht so einfach sind. Setzt man voraus, dass alle menschlichen Eigenschaften durch Gene kodiert werden, hätte man mindestens 120.000 Gene finden müssen. Man hat aber nur etwa 20.000 gefunden. Das war eine Art Schock für die Genetiker, denn 80 % der von ihnen erwarteten DNA existierte nicht! Die Gene bestimmen also nur zu einem geringen Prozentsatz unser Schicksal.

Trotzdem wird uns das immer noch verkündet – und das ist falsch! Unsere Fußballnationalmannschaft braucht kein Sieger-Gen, um zu gewinnen, sondern Training, Willenskraft und die richtige geistige Einstellung, die die richtigen Gene für die Höchstleistung in den Vordergrund bringen. Die Gene sind im Zellkern vorhanden, können aber durch das Umfeld je nach Bedarf aktiviert oder deaktiviert werden.

Bis vor einigen Jahren hat man angenommen, der Zellkern mit der Erbsubstanz sei das »Gehirn« der Zelle und steuere alles. Versuche haben aber gezeigt, dass man den Zellkern vollständig entfernen kann, ohne dass die Zelle über Monate hinweg in ihrer Funktion beeinträchtigt wird. Der Zellkern mit den Genen hat nur die Aufgabe, die Informationsproteine nachzuliefern, die die Zelle für ihre Funktionen benötigt. Die eigentliche Steuerung erfolgt über die Zellmembran durch das Umfeld. Nicht der Zellkern, sondern die Zellmembran ist das »Gehirn« der Zelle.

So kann man erklären, dass »Umfeldeinflüsse« wie geistige Einstellung, Willenskraft, Lebensstil, Gedanken und Gefühle bis in jede Zelle hineinwirken können. Auch diese Zusammenhänge scheinen den Yogis bereits bekannt gewesen zu sein. Sie haben den Körper immer nur als Baumaterial (Materie, *Prakriti*) betrachtet, das durch den Geist im Sinne von Spirit, das Selbst (*Purusha*), in Richtung Vollkommenheit beeinflusst und verändert werden kann. In der »Bhagavadgita« werden diese Vorgänge als »der Kenner« (das Selbst) und »das Feld« (der Körper mit seinen Neigungen) beschrieben.

Für die Heilung bedeutet das, dass geistige Einstellung und feinstoffliche Kräfte wie Hoffnung, Optimismus, Glaube an die Besserung, Vertrauen in die Heilmethoden sowie das Umfeld, das durch richtige Ernährung und körperliche Aktivität geschaffen wird, von großer Bedeutung für die Steuerung der Gene sind.

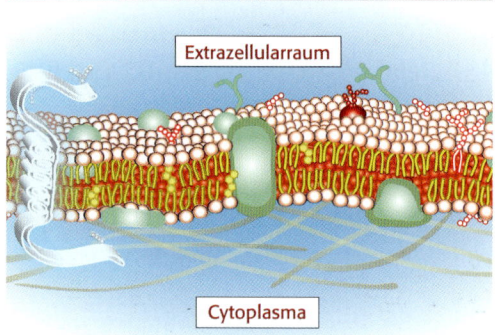

Die Zellmembran

Glaube

Vertrauen

Bei der Heilung geht es um den Glauben im Sinne von Vertrauen – Vertrauen, wie es Kinder in ihre Eltern haben. Dieses Vertrauen ist, unabhängig von der Konfession, ein archaisches Gefühl der Rückverbindung mit der Quelle, aus der wir kommen. Das Wesen des Glaubens ist das Einswerden mit dem göttlichen Wesen, das Heilsein und Vollkommenheit ist. Wenn man sich mit diesem Wesen stark genug verbinden kann, was nur durch ein sehr starkes Vertrauen, einen sehr starken Glauben, möglich ist, kann man die Schwingung der Vollkommenheit auf die Materie (den physischen Körper) übertragen, sodass eine Heilung stattfinden kann.

All die Streitigkeiten, die heute im Namen des Glaubens stattfinden, sind Streitigkeiten von unterschiedlichen Bekenntnissen, die darauf beruhen, dass man glaubt, dass etwas so oder so sei, etwa im Sinne des englischen Wortes »believe«. Dabei geht es zum Beispiel darum, ob Jesus wirklich zu Fuß über den See Genezareth gegangen ist oder nicht – was für die Heilung völlig irrelevant ist. Für Yogis übrigens kein Problem: Es gibt Yogis, die Gegenkräfte gegen die Schwerkraft entwickeln, schweben und auch über das Wasser gehen können. Das ist aber nicht das Ziel des Yoga. Es geht um den Glauben im Sinne des englischen Wortes »faith«, um Vertrauen und Rückverbindung, um die wahre Bedeutung des Wortes »religio« (»re« = zurück, »ligare« = verbinden). Es ist auch die wahre Bedeutung des Wortes »Yoga« (Vereinigung, Rückverbindung) – unabhängig von Bekenntnissen, Weltanschauungen und Kulturen.

Die Yogis beschäftigen sich rein wissenschaftlich mit der Natur des Menschen und den Naturgesetzen. Wenn man sich in der Yoga-Meditation mit dem göttlichen Bewusstsein verbindet, so ist das ein Vorgang, der unabhängig von Konfessionen ist. Das, was man auf diese Weise erlebt, ist in den mystischen Richtungen aller Religionen gleich. Deswegen gibt es zwischen Heiligen auch keinen Streit, da sie alle das Gleiche erleben und daher keine Dogmen brauchen.

Das innere Gebäude

Und dann gibt es noch eine andere Bedeutung von Glauben: Man glaubt daran, dass etwas Wirklichkeit werden wird. Der Patient sollte Vertrauen zu seinem Arzt haben, an ihn glauben, und er sollte darauf vertrauen, dass ihn die jeweilige Heilmethode heilen wird.

»Gedanken haben die Tendenz Wirklichkeit zu werden.« Auf diesem Naturgesetz beruhen zum Beispiel das mentale Training im Sport und die Affirmationen im Yoga. Manche Yoga-Schüler fragen, ob man sich nicht selbst belügt, indem man sich sagt: »Ich bin ruhig, ich bin friedlich, ich bin harmonisch«, wenn man es doch eigentlich gar nicht ist. Aber: Das innere Gebäude, das man dabei gedanklich aufbaut, ist Realität. Es braucht nur einige Zeit, bis es auf das äußere Gebäude des Körpers übergeht.

Deswegen sind Affirmationen für die Heilung sehr wichtig, weil sie durch das innere Gebäude das Äußere beeinflussen und das innere Umfeld aufbauen, auf die sogar die Gene reagieren (siehe Seite 15). Das innere Gebäude muss nur stark genug sein.

Spontanheilung

Der achtjährige Matteo Pio Collela wurde im Jahre 2000 mit schwerer Meningitis (Gehirnhautentzündung) in das von Pater Pio gegründete Krankenhaus in San Giovanni Rotondo eingeliefert. Nachdem Angehörige, Freunde und das ganze Dorf zu Pater Pio gebetet hatten, wachte der Junge, der sich im Koma befand, plötzlich wieder auf. Das von der Kongregation für Heiligsprechungen ernannte Gremium von fünf Ärzten bestätigte, dass es keine medizinische Erklärung für diese plötzliche und vollständige Heilung des Jungen gab.

Wunderheilungen sind Heilungen, die durch die uns bisher (!) bekannten Naturgesetze noch nicht erklärt werden können. Die meisten Wunderheilungen sind mit Wallfahrtsorten verbunden, wie Lourdes oder Fatima. Lourdes wird jährlich von etwa 50.000 schwer kranken Menschen aufgesucht. Seit 1858 wurde von über 7000 Heilungen berichtet. Davon wurden allerdings nur 69 als Wunderheilungen anerkannt. Wunderheilungen sind der Wunschtraum der Menschheit – aber leider sehr selten.
Im Yoga gibt es den Begriff »Wunderheilungen« nicht. Denn die sogenannten »übernatürlichen« Kräfte *(Siddhis)* sind für die Yogis natürliche Kräfte. Man kennt nur die ihnen zugrunde liegenden Naturgesetze noch (!) nicht. Diese Kräfte der Yogis werden durch die drei höchsten Stufen des Yoga, Konzentration – Meditation – Einssein *(Samyama)*, entwickelt.
Auch die westliche Forschung befasst sich zunehmend mit bisher nicht erklärbaren Phänomenen wie Selbstheilungskräfte, Spontanheilungen von Krebserkrankungen und vorübergehenden spontanen Rückbildungen von Tumoren (Spontanremissionen) – und tastet sich von der Materie zum Geist (Spirit) vor. Dabei kommt ihr die Wissenschaft des Yoga entgegen. Bald werden wir die Synthese erleben.

Die Bedeutung des Umfeldes

Wenn sich Pathologen ein Leben lang mit dem menschlichen Körper und seinen Krankheiten befasst haben, stellen sie sich schließlich doch die Frage, wie der Körper das eigentlich macht, dass er immer die gleichen Strukturen aufbaut. Welches innere geistige Umfeld steckt dahinter? Auch die Stammzellforschung stellt fest, dass es das Umfeld ist, das die Differenzierung der Stammzellen zu spezifischen Zellen bewirkt. Stammzellen werden in der Leber zu Leberzellen, im Herzen zu Herzzellen und im Gehirn zu Gehirnzellen. Das Umfeld bestimmt also, zu welchen Zellen Stammzellen werden, welche Gene im Zellkern in den Vordergrund reguliert werden (Epigenetik), und auch wie die Heilung stattfindet.
Es ist der Geist (Spirit), der den »inneren Menschen« und seinen Energiekörper aufbaut und der die Heilung fördern kann – bis hin zur sogenannten Wunderheilung. Aber da jede Krankheit auf verschiedenen Ebenen – nicht nur auf der geistigen – stattfindet, sollte man die Heilung auch auf verschiedenen Ebenen anstreben, wobei die geistige Ebene eine wichtige Rolle spielt. Verbinden Sie sich in der Yoga-Meditation mit dem »inneren Menschen«, der Ihnen Heilung bringt.

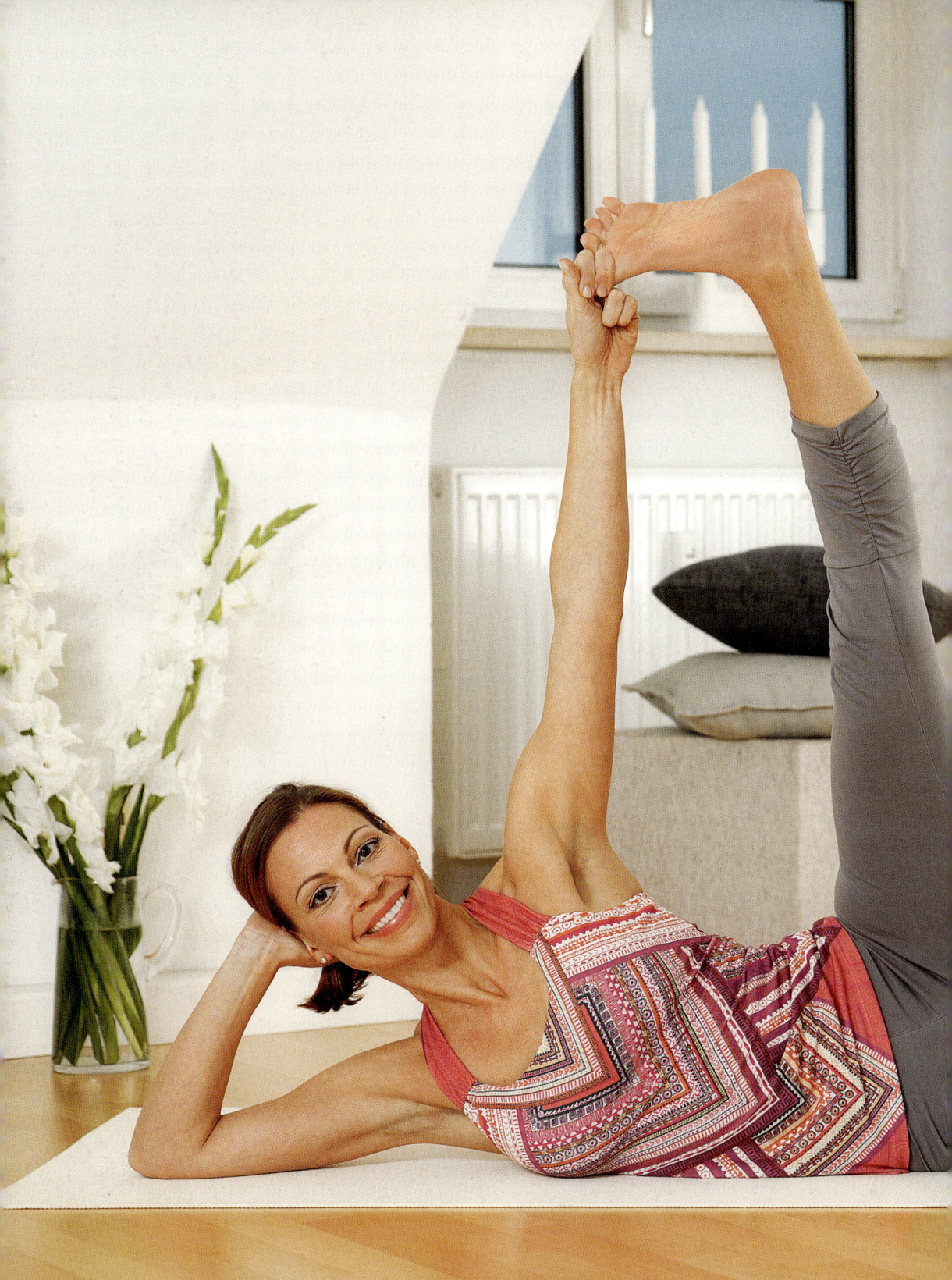

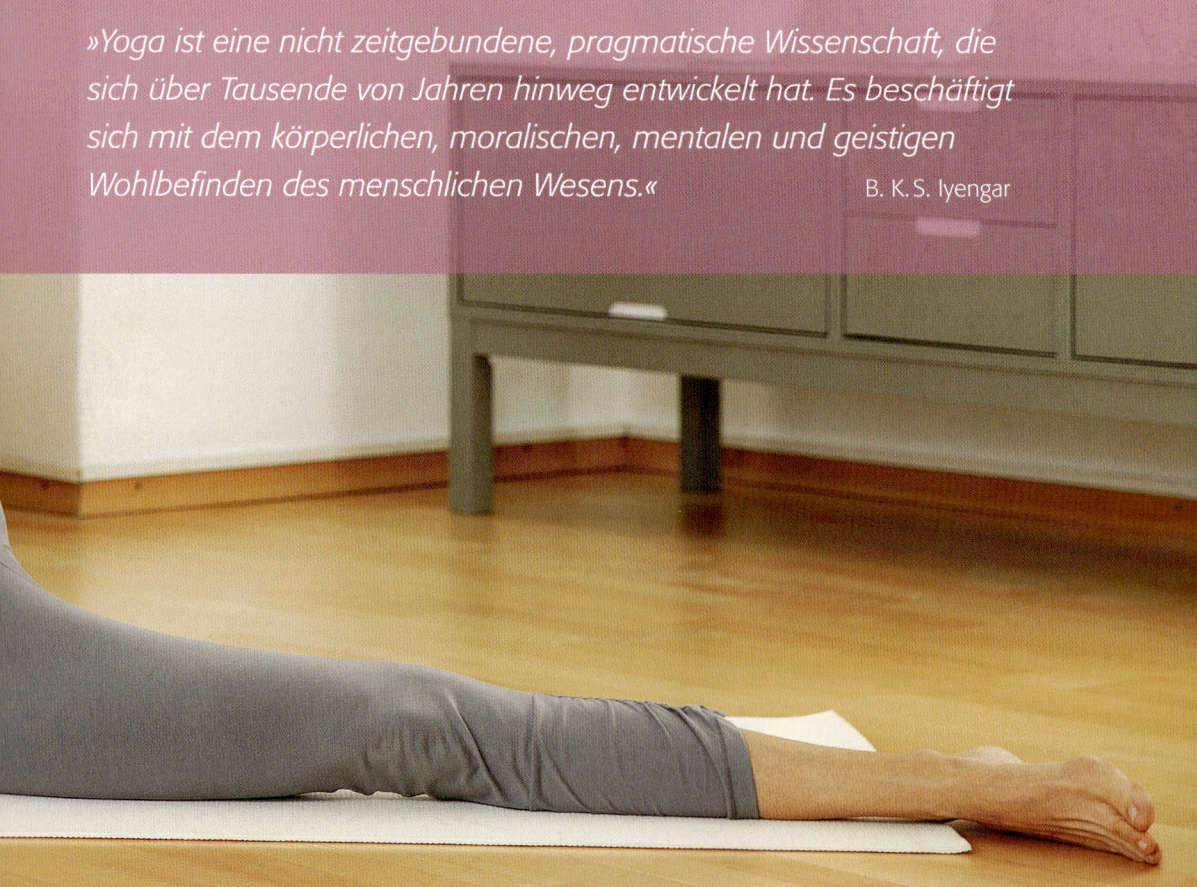

Das Yoga-System

Yoga ist sehr populär und vielfältig geworden. Wenn auch diese Vielfalt ihre Berechtigung hat – so sollte doch ein für den westlichen Menschen verständliches System zumindest im Hintergrund erkennbar sein, das mit den eigenen Erfahrungen und den modernen Wissenschaften in Einklang zu bringen ist.

»Yoga ist eine nicht zeitgebundene, pragmatische Wissenschaft, die sich über Tausende von Jahren hinweg entwickelt hat. Es beschäftigt sich mit dem körperlichen, moralischen, mentalen und geistigen Wohlbefinden des menschlichen Wesens.«

B. K. S. Iyengar

Yoga

Yoga ist eine tief greifende Lebenslehre nach einem mehrere tausend Jahre alten Weisheitsgut aus Indien und Tibet. Dabei ist Yoga unabhängig von Weltanschauung, Kultur und Religion. Jeder Mensch kann Yoga praktizieren, denn im Yoga gelten die gleichen universellen Gesetze des Körpers, der Seele und des Geistes wie in allen Weisheitslehren der Menschheit. Yoga befindet sich auch in Übereinstimmung mit den modernen Wissenschaften. Denn letztendlich gibt es nur eine Wahrheit.

Was ist Yoga?

Das Wort »Yoga« kommt von dem Sanskritwort »yuj« und ist sprachverwandt mit dem indogermanischen Wort »Joch«. Das Joch ist ein Sinnbild für Vereinigung, Verbindung und Lenkung.

Es kommt auch in unserer Bibel vor:
»Kommet her zu mir alle, die ihr mühselig und beladen seid; ich will euch erquicken. Nehmet auf euch mein Joch und lernet von mir; denn ich bin sanftmütig und von Herzen demütig; so werdet ihr Ruhe finden für eure Seelen.« Matthäus 11.28–29

Mit Yoga kann man auf einfache Weise »sanftmütig« werden und eine Harmonie von Körper, Seele und Geist erreichen.
Das ursprüngliche Yoga ist unabhängig von jeder Weltanschauung und Religion. Yoga funktioniert wie ein Mikroskop, wie ein Instrument der Erkenntnis. Mithilfe eines Mikroskops gewinnt man Erkenntnisse, ohne sich dabei in seiner Persönlichkeit zu verändern. Deswegen kann

Yoga als Weg zur Meditation auch in allen Klöstern aller Religionen praktiziert werden.

Erfahrungswissenschaft

Yoga ist die älteste Erfahrungswissenschaft der Menschheit und sollte auch als Wissenschaft – möglichst in Zusammenhang mit den modernen Wissenschaften – betrachtet und gelehrt werden. Nur so wird der östliche Weg des Yoga für den westlichen Menschen gangbar. Dabei reichen einfache Übungen aus: Entspannung, Atmung, Körperübungen, Konzentration, Meditation. Der Fortschritt besteht darin, die einfachen Übungen immer mehr zu verinnerlichen.

Naturgesetze

Die Erkenntnisse der Yogis sind seit 5000 Jahren unverändert aktuell geblieben. Die Halbwertzeit des Wissens in unserem Informationszeitalter dagegen beträgt höchstens vier bis fünf Jahre. Wissen verändert sich, Naturgesetze nicht. Wie das Joch Rückverbindung der Zugtiere mit dem Pflug bedeutet, so ist Yoga die Rückverbindung des Menschen mit den Naturgesetzen von Körper, Seele und Geist.

Definition

Die bekannteste Definition des Yoga findet man in drei kurzen Sätzen in den Yoga-Sutras des großen Yoga-Weisen Patanjali: »*Yoga ist das Zur-Ruhe-Bringen der Wellen in der Denksubstanz. Dann ruht der Sehende in seinem wahren Wesen. Durch Identifizierung mit den Wellen in der Denksubstanz ist er anderswo.*« Das heißt: Normalerweise sind die Menschen

immer anderswo (vor allem in der heutigen Zeit) – bis sie die Wellen im Denkorgan (Gehirn, Bewusstsein) zur Ruhe gebracht haben. Erst dann kommen sie wieder zu sich selbst oder zum Selbst, zu ihrem wahren Wesen.

Der achtstufige Pfad

Der Mensch muss also lernen, sowohl in der Welt (Identifizierung) als auch nicht von der Welt (Loslösung) zu sein. Der achtstufige Pfad des Yoga führt den Menschen von der Identifikation mit dem Körper und der Außenwelt (Sinnenwelt) zurück zum wahren Wesen seines Geistes (Spirit). Patanjali hat dieses System in seinen Yoga-Sutras als achtstufigen Pfad der Befreiung beschrieben.

1. Geistige Naturgesetze 1 (Yama)

»Yama« heißt »Beherrschung« und meint die Beherrschung der in jedem Menschen mehr oder minder stark vorhandenen Neigungen. Anstatt sich diesen Neigungen hinzugeben, empfiehlt der achtstufige Pfad folgenden Verhaltenskodex den Mitmenschen gegenüber einzuhalten:

Ahimsa (Gewaltlosigkeit)

Erstes und oberstes geistiges Gesetz des Yoga: Keinem Wesen Leid zufügen – weder in Taten noch in Worten, noch in Gedanken. Nichts tun, was ein anderes Wesen verletzen oder demütigen könnte. Dazu gehört auch der richtige Umgang mit Kritik. Das Grundprinzip negativer Kritik besteht darin, sich größer zu machen, indem man andere abwertet. Aber: Man wird nicht besser, indem man andere schlecht macht! Besonders Menschen mit Minderwertigkeitskomplexen, die sich klein fühlen, haben die Neigung, andere noch kleiner zu machen. Positive Kritik hingegen ist manchmal notwendig, wenn man sagen kann: »Ich will dir helfen, darum muss ich dir das sagen ...« Yoga schafft Selbstvertrauen und baut Minderwertigkeitskomplexe und die Neigung zu negativer Kritik ab. Man muss lernen, sich durchzusetzen, ohne andere Menschen zu verletzen. Und: Loben Sie mehr, denn Lob setzt positive Energien frei.

»Alles nun, was ihr wollt, dass euch die Leute tun sollen, das tut ihr ihnen auch.« Matthäus 7.12

Kern-Botschaft des Yoga

- Der Mensch ist Geist (Spirit), der einen Körper hat – und nicht umgekehrt.
- Der Geist (Spirit) ist die Widerspiegelung des göttlichen Geistes in uns, Bestandteil der stillen Unendlichkeit, feinstofflich, unbegrenzt und ewig.
- Der Körper ist Bestandteil dieser grobstofflichen, einem ständigen Wandel (Aufbau, Abbau, Umbau, Krankheit, Alter) unterworfenen Welt, begrenzt und vergänglich.
- Durch Identifizierung mit dem Körper fühlt sich der Geist (Spirit) begrenzt und vergänglich wie der Körper.
- Erst durch Loslösung von dieser Identifizierung nähert sich der Geist (Spirit) wieder seinen ursprünglichen göttlichen Eigenschaften an.

Nicht-Lügen (Wahrhaftigkeit, Ehrlichkeit)

Zunächst geht es darum, die Neigung zu überwinden, etwas Unwahres auszusprechen, dann darum, sich in völliger innerlicher Aufrichtigkeit zu üben – denn Ehrlichkeit und Verlässlichkeit sind die Grundlagen von Vertrauen, Liebe und Freundschaft.

Nicht-Stehlen

Nichts nehmen, was einem nicht gehört – und das gilt sowohl für das Grobstoffliche (Gegenstände) wie auch für das Feinstoffliche (Ideen, Plagiate). Zunächst geht es darum, die Neigung zu überwinden, etwas zu nehmen, was einem nicht gehört, dann auch darum, nicht zu begehren, was andere haben, sich Neid und Missgunst zu enthalten. Stellen Sie sich immer wieder einmal die Frage, die sich auch tibetanische Mönche stellen: »Wenn ich mit dem nicht zufrieden bin, was ich habe – werde ich dann mit dem zufrieden sein, was ich nicht habe?«

Nicht mit den Sinnen verhaftet sein

Lernen, sich der Sinnesorgane zu erfreuen, ohne sich von ihnen versklaven zu lassen. Wir verausgaben viele Energien, indem wir sinnlichen Vergnügungen nachlaufen. Wer lernt, seine Energie nicht durch die Sinne zu verschleudern, entfaltet eine große, spirituelle Vitalität.

Nicht mit dem Besitz verhaftet sein

Nicht vom Besitz besessen sein, trotz Besitzes innerlich frei sein. Jesus sagte: »*Selig sind die Armen im Geiste.*« und im Yoga heißt es, dass aller Besitz nur geliehen ist. Wer sich mit der Materie identifiziert, wird auch wie die Materie durch Raum und Zeit begrenzt.

2. Geistige Naturgesetze 2 (Niyama)

»Niyama« bedeutet »Nicht-Beherrschung«. Die im Folgenden vorgestellten Tugenden gilt es sich entwickeln zu lassen:

Reinheit (Saucha)

Körper: äußere und innere Sauberkeit, Hygiene, Sport, Bewegung, richtige Nahrung, gute Verdauung, Darmreinigung.
Seele: gute Gedanken, gute Gefühle, optimistische Lebenseinstellung, gutes, reines Lebensumfeld, gute Bekannte, höhere Motive.
Geist: gute geistige Nahrung, Kunst, Literatur, Musik, Philosophie, Meditation, harmonische Lebensgestaltung.

Zufriedenheit (Santosha)

Egoismus abbauen, Wünsche abbauen. Nicht nur die Dinge sehen, die man nicht hat, sondern auch die, die man hat. Denn:

> »*Ein Wunsch, wenn er erfüllt, kriegt augenblicklich Junge.*«   Wilhelm Busch

Umstände, die man ändern kann, ändern – und Umstände, die man nicht ändern kann, annehmen und mit ihnen zufrieden sein.

Disziplin (Tapas)

Inniges Streben, hohe Ideale, Ziele und Motive, sich bemühen – oder sich zumindest bemühen sich zu bemühen. Herrschaft über Neigungen und Abneigungen entwickeln, um innerlich frei zu sein. Genügsamkeit und selbst gewählte Einschränkungen in das Leben einbauen. Sich für höhere Ziele öffnen. Denn:
»*Wertvolle Menschen haben wertvolle Ziele.*«
Nikolaus B. Enkelmann

Selbststudium (Svadhyaya)

Zwei Bedeutungen: Selbst studieren, um sich geistig weiterzuentwickeln – und: das Selbst studieren, durch Innenschau (Meditation). Der Yogi schlüpft durch sein kleines Selbst in das große Selbst (Gott).

Hingabe an Gott (Isvara Pranidhana)

Man kann das Ziel des Yoga, Vereinigung mit dem göttlichen Bewusstsein, durch Meditation erreichen, nicht allein mit dem Verstand. Man braucht Hingabe – unabhängig von Religion und Weltanschauung.

3. Körperübungen (Asanas)

Ziel der Körperübungen ist es, beim Meditieren eine aufrechte Sitzhaltung mit gerader Wirbelsäule über längere Zeit hinweg einnehmen zu können. Dies wird durch Üben der Asanas erreicht, die der Gesunderhaltung und dem Bewusstwerden des Körpers und seiner Einordnung in das gesamte Leben dienen.

4. Atmung, Energiekontrolle (Pranayama)

»Yama« heißt »Beherrschung«, »Prana« »Energie«. Daher bedeutet »Pranayama« eigentlich »Beherrschung der Energie oder Lebenskraft« in uns. Durch die Atmung nehmen wir *Prana* (Lebensenergie) in unseren Körper auf.

5. Abschalten (Pratyahara)

Abschalten der Sinnestelefone. Beherrschung der Sinnestätigkeit ist unmittelbare Voraussetzung für Konzentration und Meditation. Das Wahrnehmungsvermögen, das Bindeglied zwischen Sinnesorganen und Gehirn, muss unter Kontrolle gebracht werden.

6. Konzentration (Dharana)

Alle vorherigen Übungen bereiten diese Stufe vor. Konzentration ist jene Kraft, mit der man sich von den Gegenständen der Zerstreuung befreien und die Aufmerksamkeit auf einen Punkt richten kann.

7. Meditation (Dhyana)

Meditation ist anhaltende Konzentration bis zur Berührung mit der Eigenschwingung, dem Wesen des Meditationsobjektes. Voraussetzung der Meditation ist die Konzentration im Punkt zwischen den Augenbrauen.

> »Wenn dein Auge einfältig ist, wird dein ganzer Leib licht sein.«   Matthäus 6.22

8. Einssein (Samadhi)

Einswerdung ergibt sich aus anhaltender Meditation. Es ist eine Verschmelzung mit dem Gegenstand der Konzentration, eine transzendente Erfahrung jenseits der Sinneswahrnehmung. Bewusstseinserweiterung bis zum Einssein mit dem Geist in der Schöpfung:

> »Ich und der Vater sind eins.«   Johannes 10.30

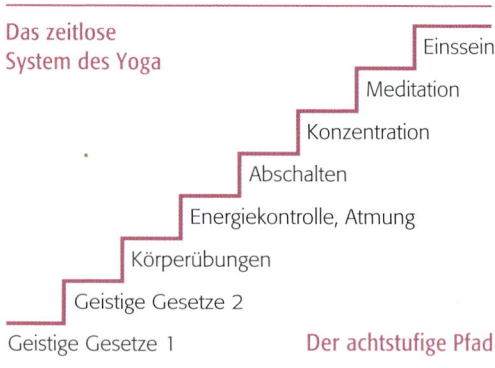

Das zeitlose System des Yoga

Einssein
Meditation
Konzentration
Abschalten
Energiekontrolle, Atmung
Körperübungen
Geistige Gesetze 2
Geistige Gesetze 1   **Der achtstufige Pfad**

Die astrale Anatomie des Yoga

Die astrale Anatomie des Yoga ist eines der faszinierendsten Kapitel der gesamten Yogalehre, denn hier münden Spiritualität und Wissenschaft ineinander.

Der »innere Mensch«

Die Yogis sagen: »Der Mensch ist Geist (Spirit), der einen Körper hat.« Und auch die westliche Wissenschaft ist sich inzwischen darüber einig, dass Materie Geist ist. Den Anfang machte die Quantenphysik, die Relativitätstheorie von Einstein – und neuerdings auch die Neurobiologie, Hirnforschung und Epigenetik. Das Leben beginnt mit der Vereinigung von Samenzelle und Eizelle – und das Erste, was daraus entsteht, ist das verlängerte Mark, die *Medulla oblongata,* die die Yogis als »Mund Gottes« bezeichnen,

die Stelle, an der Gott das Leben einhaucht. Sie liegt im Hinterkopf an der Schädelbasis und ist so dicht mit Nervenzellen durchsetzt, dass auch heute noch kein Chirurg daran operieren kann. Ein Nadelstich genügt, um den Tod herbeizuführen.

Bei den Yogis ist sie das Tor, durch das während des ganzen Lebens kosmische Energie in unseren Körper hineinfließt. Versteht man diese Zusammenhänge, kann man auch die wahre Bedeutung dessen erkennen, was Jesus ausdrücken wollte, als er sagte: »*Der Mensch lebt nicht vom Brot allein, sondern von einem jeglichen Wort* (= Schwingung, Energie), *das durch den Mund Gottes* (= verlängertes Mark, Medulla oblongata) *geht.*«

Der »innere Mensch« bildet einen Energiekörper, der den physischen Körper durchdringt und ihn erhält. Er ist nach dem Ebenbild Gottes geschaffener Geist (Spirit). Man könnte es auch anders ausdrücken: Der Geist (Spirit) ist das kosmische Bewusstsein, das sich in seiner Vollkommenheit in uns widerspiegelt, und enthält den Plan der Vollkommenheit – wie der Same eines Baumes den Plan des gesamten Baumes in sich birgt. Es kommt darauf an, diesen Keim der Vollkommenheit »auszuwickeln« – was die wahre Bedeutung von Entwicklung oder Evolution ist – und sich mit ihm in der Meditation (Innenschau) zu vereinigen, damit diese Vollkommenheit auf uns übergehen kann. Wenn die Vollkommenheit des Geistes (Spirit) auf die Materie übergeht, bedeutet das Vergeistigung – und im Falle einer Krankheit Heilung.

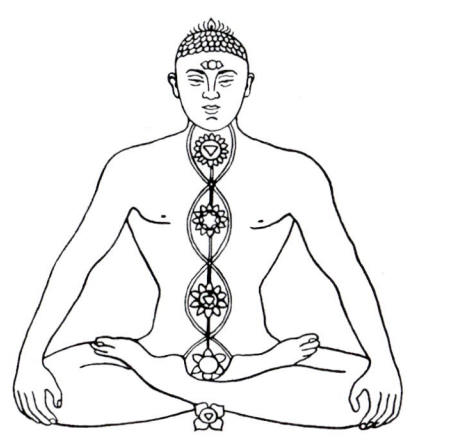

Der innere Mensch

Die Chakren

Im menschlichen grobstofflichen Körper liegen entlang der Wirbelsäule und im Gehirn sieben feinstoffliche subtile Energiezentren verborgen, auch »Chakren« genannt (Chakra = Rad, Wirbel, Tor). Die Energie in den Chakren wird durch die Zahl der »Lotosblätter« symbolisiert. Am untersten Ende des Steißbeins (Muladhara Chakra, vierblättriger Lotos) befindet sich der negative Pol, in der obersten Wölbung des Schädels (Sahasrara Chakra, tausendblättriger Lotos) der positive Pol. Den Energiestrom zwischen den beiden Polen bezeichnen wir als »Leben«.

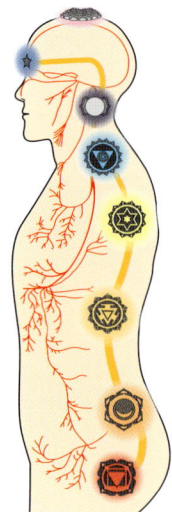

Die sieben Chakren

1. Muladhara Chakra

- Vierblättriger Lotos, Steißbeinzentrum
- Liegt im Bereich des Steißbeines
- Ist Wurzel des Hauptenergiekanals in der astralen Wirbelsäule, der Sushumna-Nadi (siehe unten).
- Ruheort der sogenannten »Schlangenkraft« (Kundalini)
- Entspricht im grobstofflichen Körper dem Steißbeingeflecht *(Plexus coccygicus)*
- Geistige Eigenschaft: Kraft für die geistigen Gesetze 1 (Yama)
- Lebenselement: Erde

2. Svadhistana Chakra

- Sechsblättriger Lotos, Kreuzbeinzentrum
- Liegt etwa eine Handbreit über dem Steißbeinzentrum im Kreuzbeinbereich
- Entspricht im grobstofflichen Körper dem Kreuzbeingeflecht *(Plexus sacralis)*
- Geistige Eigenschaft: Kraft für die geistigen Gesetze 2 (Niyama)
- Lebenselement: Wasser

3. Manipura Chakra

- Zehnblättriger Lotos, Nabelzentrum
- Liegt in der astralen Wirbelsäule auf Nabelhöhe
- Entspricht im grobstofflichen Körper dem Sonnengeflecht *(Plexus solaris)*
- Geistige Eigenschaft: Selbstkontrolle
- Lebenselement: Feuer

4. Anahata Chakra

- Zwölfblättriger Lotos, Herzzentrum
- Liegt in der astralen Wirbelsäule auf Herzhöhe
- Entspricht im grobstofflichen Körper dem Nervengeflecht hinter dem Herzen *(Plexus cardiacus)*
- Geistige Eigenschaft: göttliche Liebe
- Lebenselement: Luft

5. Vishuddha Chakra

- Sechzehnblättriger Lotos, Nackenzentrum

■ Liegt in der astralen Wirbelsäule auf Höhe des 7. Halswirbels

■ Entspricht im grobstofflichen Körper dem Nackengeflecht *(Plexus cervicalis)*

■ Geistige Eigenschaft: Ruhe, Gelassenheit

■ Lebenselement: Eltern

6. Ajna Chakra

■ Zweiblättriger Lotos, Punkt zwischen den Augenbrauen

■ Nach dem Prinzip der Dualität in zwei Zentren geteilt: Punkt zwischen den Augenbrauen (Projektion der Zirbeldrüse nach vorne) und Punkt im Hinterkopf (Eintrittspforte der Energie, verlängertes Mark)

■ Geistige Eigenschaften: Ichbewusstsein (Nackenzentrum), Seelenbewusstsein (Punkt zwischen den Augenbrauen)

7. Sahasrara Chakra

■ Tausendblättriger Lotos, Schädeldecke

■ Im grobstofflichen Körper die Großhirnrinde

■ Zentrum der Erleuchtung. Die heilige Theresia von Avila hat diesen Bereich als »Sitz der Seele« bezeichnet

■ Geistige Eigenschaft: Zentrum der göttlichen Vereinigung

»Und als ich mich wandte, sah ich sieben goldene Leuchter (= 7 Chakren) … Und mitten unter den sieben Leuchtern sah ich einen, der war eines Menschen Sohne gleich (= »innerer Mensch«)… Sein Haupt aber und sein Haar waren weiß wie weiche Wolle (= Sahasrara Chakra, tausendblättriger Lotos in der Schädeldecke), wie der Schnee, und seine Augen wie eine Feuerflamme (= einfältiges Auge, Punkt zwischen den Augenbrauen) … *Und er hatte sieben Sterne (= Chakren) in seiner rechten Hand und aus seinem Mund kam ein scharfes, zweischneidiges Schwert (= »Mund Gottes«) und sein Gesicht leuchtete wie die machtvoll strahlende Sonne …«* Off. des Joh. 1.10 ff.

Die Nadis

Von jedem Chakra oder feinstofflichen Energiezentrum strahlen Tausende von Nadis (= röhrenförmige Kanäle) in verschiedene Richtungen aus. Sie sind subtile Leitungen für die Lebensenergie und könnten im physischen Körper den »Ionenkanälen« entsprechen, für deren Entdeckung Erwin Neher und Bert Sakmann den Medizin-Nobelpreis erhielten. »Ionenkanäle« durchziehen alle Zellen des Körpers und werden von den Wissenschaftlern als »röhrenförmige Kanäle, in denen Energie fließt« beschrieben – genau wie die Yogis die Nadis beschrieben haben. Die Haupt-Nadi ist die Sushumna Nadi, die vom Muladhara Chakra (Steißbeinzentrum) hinaufläuft bis zum Punkt zwischen den Augenbrauen (Ajna Chakra). Im physischen Körper entspricht dieser Kanal dem *Canalis centralis* in der Mitte des Rückenmarkes. Die Sushumna Nadi ist der Leitkanal für die Bewegung der Kundalini (sogenannte »Schlangenkraft«, siehe rechts).

Der Baum des Lebens

Das Rückenmark mit seinen Nerven und Energiekanälen wird sowohl von den Yogis als auch in der Bibel als »Baum des Lebens« bezeichnet:

»Selig sind, die ihre Kleider waschen, dass sie teilhaben an dem Baum des Lebens und zu den Toren (= Chakren) hineingehen in die Stadt (= physischer Körper).«

Off. des Joh. 22.14

Es ist nicht so sehr die orthopädische Wirbelsäule, die im Mittelpunkt der Yoga-Körperübungen steht, sondern vielmehr das zentrale Nervensystem mit Gehirn und Rückenmark und den von dort zu allen Körperzellen hin ausstrahlenden Nerven, der »Baum des Lebens«.

Das Symbol der Schlange, die Kundalini

Tatsache ist, dass sich Entsprechungen für alle Strukturen, die die Yogis im astralen Körper des Menschen gesehen haben, im physischen Körper wiederfinden – mit Ausnahme der spiralig gewundenen Schlange (Kundalini) im Steißbein. Denn die Schlange ist keine Struktur, sondern ein Symbol, das häufig missverstanden wird. Es bezeichnet alles, was geheimnisvoll, fein, verborgen und machtvoll ist. Die Schlange ist bei den Weisen Indiens das Symbol für Energie, so wie der Blitz bei uns das Symbol für Elektrizität ist. Auch der elektrische Strom wird von den Yogis als »Schlange« bezeichnet und kann, wie die Schlange, heilsam, aber auch machtvoll und schwer zu beherrschen sein.

Aufstieg der Kundalini

Wenn der Geist (Spirit) aus dem göttlichen Geist über das verlängerte Mark und das Rückenmark hinab zum Steißbeinchakra geströmt ist, muss die Rückkehr zum göttlichen Bewusstsein der

Weg nach oben sein. Das ist auch unser natürliches Empfinden. Deswegen bezeichnen wir alles, was dieser Richtung entgegen nach unten gerichtet ist, mit negativen Ausdrücken wie »tief traurig«, »niedergeschlagen«, »depressiv« oder »down«. Und alles, was die Lebensenergie nach oben strömen lässt, bezeichnen wir mit positiven Ausdrücken wie »hocherfreut«, »himmelhochjauchzend«, »im siebten Himmel« oder »high«.

Kopf hoch

Wenn sich jemand »hängen« lässt oder niedergeschlagen ist, sagen wir zu ihm: »Kopf hoch!«, weil wir wissen, dass dann auch die Energie wieder nach oben strömt. Im Yoga heißt es: »Jede Körperhaltung hat eine Parallele im psychischen Bereich.«

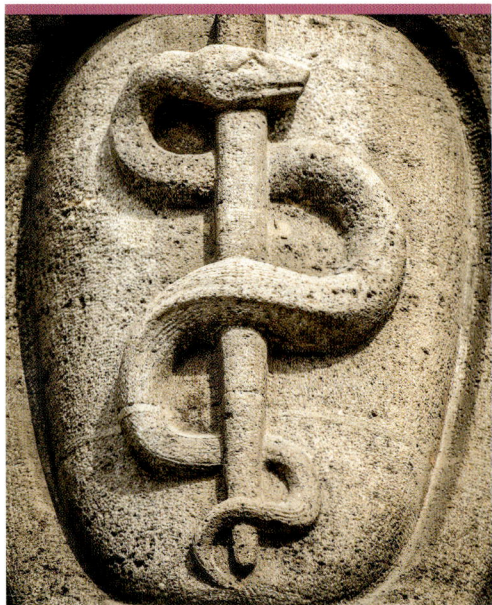

Äskulapstab – Symbol der Heilkunst

Arme hoch

Auch im Sport ist das so. Jedem Sieger reißt der nach oben strömende Energiefluss die Arme hoch. Freude, Sieg und Glück lassen Energie nach oben fließen.

Daher ist es das Bestreben der höheren Yoga-techniken, die Energie in der astralen Wirbelsäule nach oben zu lenken:

> *»Es ist eine physiologische und psychologische Tatsache, dass Bewusstsein und Energie die Wirbelsäule entlang bis zum Gehirn hinaufgezogen werden müssen, um in die Unendlichkeit einzugehen.«*
>
> Paramahansa Yogananda

Und so steht es auch in der Bibel:

> *»Und wie Moses die Schlange* (Schlangenkraft, Kundalini, Energie) *in der Wüste* (= Stille, Meditation) *erhöht hat* (= nach oben gebracht hat), *so muss der Menschensohn* (= Körperbewusstsein) *erhöht werden* (= nach oben ins Gehirn gebracht werden),

> *damit jeder, der an ihn glaubt, in ihm das ewige Leben hat«.*   Johannes 3.14

Schlangenbeschwörer und Heldensagen

Wenn der Mensch den wahren Sinn geistiger Wahrheiten noch nicht erkennt, versucht er sie auf die Ebene der Materie herabzuziehen. So bemühen sich Schlangenbeschwörer, echte Schlangen »nach oben« zu bringen, weil sie gehört haben, dass dies wichtig sei. Auch Sagen mit Drachen (= Schlange), die einen Schatz (Kundalini-Energie) bewachen, gehen auf die geistigen Erkenntnisse der Yogis zurück. Bezeichnend ist aber, dass nur ein Held, der »reinen Herzens« ist, den Schatz heben (= nach oben bringen) kann.

Shiva

In Indien gibt es viele Bilder und Statuen, die eine Schlange auf einem menschlichen Kopf zeigen. Es ist das Symbol der »Schlange«, die »in der Wüste erhöht wurde«. Einige Yogis in Indien

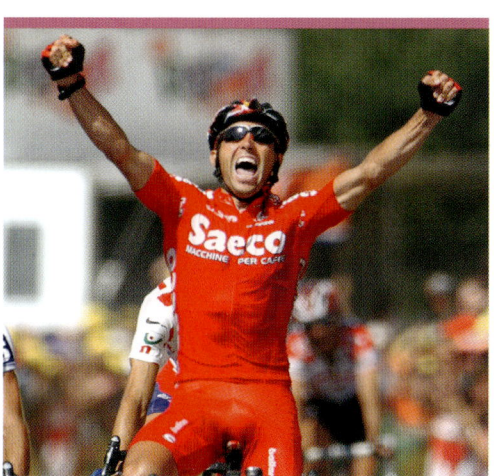

Beim Sieger schießt die Energie nach oben.

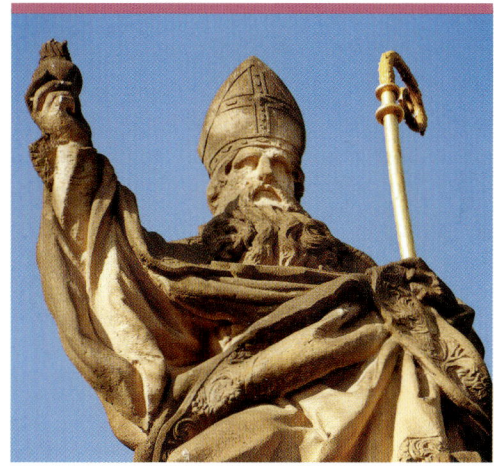

Bischofsstab – oben mit Symbol der Schlange

binden sich das Haar über dem Kopf zusammen, was ebenfalls die Schlange, die zur Schädeldecke hinaufgebracht wurde, symbolisiert. Auch Shiva wird mit einer Schlange auf dem Kopf abgebildet.

Bischofsstab

Der Bischofsstab geht auf den Herrscherstab altägyptischer Könige zurück. Der Stab ist das Symbol für die Wirbelsäule und die am oberen Ende anschließende »Krümme« Symbol für die nach oben gebrachte »Schlange« (= Energie).

Äskulapstab

Der Äskulapstab steht für den Arztberuf, für Heilkunst und Heilung. Immer wieder wird gegrübelt, was die Schlange wohl mit dem Arzt der Antike zu tun hatte. Asklepios hat aber nicht mit Schlangen oder Schlangengift gearbeitet. Tatsache ist auch hier, dass der Stab das Symbol für die Wirbelsäule und die Schlange das Symbol für die nach oben fließende Lebensenergie ist. Der Arzt Asklepios wusste offenbar bereits, dass der nach oben fließende Energiestrom in der Wirbelsäule eine wichtige Grundlage für die Heilung ist – und unsere Heilberufe sollten das allmählich auch erkennen.

Kundalini-Atmung

Die Energie (Schlangenkraft, Kundalini) muss also vom Steißbein nach oben ins Gehirn gebracht werden: Durch höhere Pranayama-Techniken kann man das Bewusstsein von den Sinnesorganen abschalten, in die Wirbelsäule zurückziehen und den Energiestrom vom Steißbein bis hinauf zum Punkt zwischen den Augenbrauen strömen lassen. Diese Technik wird auch als »Kundalini-Atmung« oder »Atmung der Polarisation« gelehrt, weil durch die Kombination aus Atmung und Energielenkung in der Wirbelsäule die Energie wie durch das Bestreichen mit einem Stabmagneten magnetisch gemacht wird. So kann der Energiestrom vom negativen Pol (Steißbein) zum positiven Pol (Punkt zwischen den Augenbrauen) hinaufgeleitet werden.

Übung

Eine gerade Sitzhaltung einnehmen, Kopf heben, Kinn parallel zum Boden. Die Augen schließen. Gedanklich hinuntergehen bis zum Steißbein und mit der Einatmung einen kühlen silbernen Strom hinaufatmen bis zum Punkt zwischen den Augen. Dort einige Sekunden verweilen, dann mit der Ausatmung vom Punkt zwischen den Augen einen warmen goldenen Strom hinunteratmen bis zum Steißbein (24- bis 36-mal). Nach der letzten Einatmung konzentriert im Punkt zwischen den Augen bleiben und in die Stille gehen.

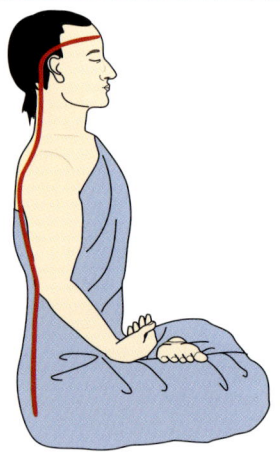

Den Energiestrom nach oben bringen.

Entspannung

Entspannung heißt Loslassen, vor allem von negativen Gedanken und Gefühlen; denn sie sind Energien – mit Ausstrahlung auf uns und auf andere.

Wenn wir uns z.B. ärgern und uns mit negativer Energie identifizieren, fühlen wir uns gleich als ganz andere Menschen – obwohl wir uns in unserer Persönlichkeit nicht verändert haben. Wenn Ströme negativer Energie durch unser Nervensystem fließen, kommt es zu Störungen und Krankheiten. Für diese Art Ströme ist unser Nervensystem nicht gebaut.

Die Ausstrahlung dieser Energien auf andere, auf das Umfeld, das dann wieder auf uns zurückwirkt, wird meist unterschätzt. Wir haben aber dafür einen Ausdruck, nämlich: »dicke Luft«. Dieses negative Umfeld veranlasst durch seine negative Schwingung auch andere Menschen, in ähnlicher Weise zu reagieren. Deswegen ist es nicht aus moralischen oder ethischen Gründen, sondern aus rein physikalischen Gründen notwendig, sich von diesen

Energien zu befreien. Das geht nur, indem wir sie bewusst loszulassen – in der Entspannung. Wenn man die Technik des Loslassens nicht beherrscht, ist man darauf angewiesen, dass die Natur für diese Loslösung sorgt. Dafür haben wir den Spruch: »Die Zeit heilt Wunden.« Das kann manchmal aber sehr lange dauern – und bei manchen Menschen geschieht es nie. Oder man nimmt räumlichen Abstand, indem man weit weg in den Urlaub fährt. Das ist unter Umständen sehr teuer – und wenn man zurückkommt, hat man wieder mit dem gleichen negativen Umfeld zu tun.

Besser, billiger und schneller ist da doch die bewusste Entspannung, sie ist »Urlaub im Alltag« und führt zur »Entgiftung« und Klarheit unseres Bewusstseins.

Diese Methode des Loslassens scheint nicht nur den Yogis, sondern auch den Aposteln Jesu bereits bekannt gewesen zu sein:

»So dich aber deine Hand ärgert, so haue sie ab! … Ärgert dich dein Fuß, so haue ihn ab! … Ärgert dich dein Auge, so wirf's von dir!«
Markus 9.43–47

Auch die tibetischen Mönche beginnen ihren geistigen Weg, indem sie negative Gedanken und Gefühle zur Ruhe bringen. Als äußeres Zeichen dieser Schulung wird am Kloster eine Fahne gehisst, auf der ein Affe abgebildet ist – als Symbol dafür, dass die Mönche in diesem Kloster gerade dabei sind, ihr »Affenbewusstsein« zu zähmen, in dem Gedanken und Gefühle wie Affen herumspringen.

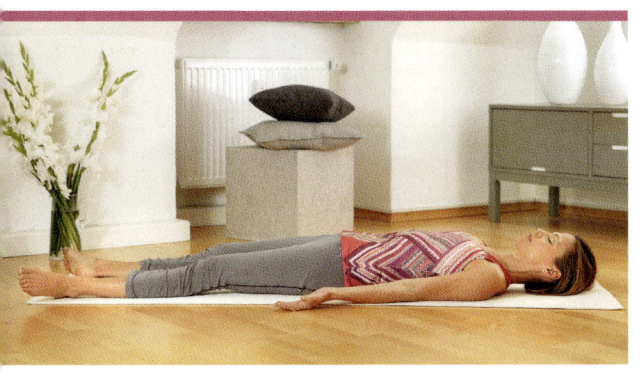

Entspannen heißt loslassen.

Bei uns ist die Technik der Entspannung durch das autogene Training bekannt geworden, das der Psychiater und Nervenarzt Dr. J. H. Schultz 1927 beschrieben hat – nachdem er drei Jahre in Indien gelebt hat. Er schrieb: »*In diesem Sinne darf das autogene Training als physio-psychologisch rationalisierter und systematisierter Yoga bezeichnet werden.*«

Nur so können wir uns von den Begrenzungen des Körpers und seiner Sinnenwelt befreien und uns mit dem Geist (Spirit), der wir in Wirklichkeit sind, vereinigen. Wenn man Yoga praktiziert, ist es immer wieder wichtig, sich die knappen und klaren Sätze von Patanjali zu vergegenwärtigen:

»Yoga ist das Zur-Ruhe-Bringen der Wellen in der Denksubstanz. Dann ruht der Sehende in seinem wahren Wesen. Durch Identifizierung mit den Wellen ist er anderswo.«

So besehen sind alle Menschen immer »anderswo«. Nur durch Loslösung kann man wieder zu seinem wahren Wesen gelangen.

Tiefenentspannung

Auf dem Rücken liegen, die Arme auf den Boden legen, die Handflächen nach oben in der symbolischen Haltung des Loslassens. Den Körper locker lassen. Lassen Sie sich fallen und erleben Sie, wie Sie vom Boden getragen werden.

Sagen Sie sich: »Ich vergesse den Alltag mit all seinen Problemen und Sorgen. Die Außenwelt existiert nicht. Ich bin anwesend nur hier in diesem Raum, ich bin in der Gegenwart – nicht in der Vergangenheit und nicht in der Zukunft. Ich lasse alles los, was mich reizt, was mich unglücklich und unzufrieden macht. Ich lasse auch los alle negativen Gedanken und Gefühle wie Hass, Neid, Eifersucht, Nachtragen usw.«

Lassen Sie den ganzen Körper passiv werden und leisten Sie keinen inneren Widerstand. Der Körper sinkt tief in den Boden hinein und Sie können erleben, wie Sie vom Boden getragen werden.

Gehen Sie mit vollem Bewusstsein hinunter zu den Füßen und entspannen Sie die Füße, dann die Fußgelenke, die Waden und Schienbeine, die Kniegelenke, die Oberschenkel. Dann den Unterleib, den Oberbauch und die Verdauungsorgane entspannen, den Brustkorb und die Brustorgane.

Die Arme locker lassen, die Hände, Handflächen, Handgelenke entspannen, die Unterarme und Ellbogengelenke, die Oberarme und Schultern. Den Rücken und die Wirbelsäule von unten nach oben Wirbel für Wirbel entspannen, den Nacken und den Hals entspannen, das Gesicht entspannen, die Lippen, die Wangen, die Augen, die Stirne und die Kopfhaut entspannen.

Lassen Sie den ganzen Körper passiv werden und leisten Sie keinen inneren Widerstand. Der Körper sinkt tief in den Boden hinein und Sie können erleben, wie Sie ruhig und friedlich sind. Die Ruhe und den Frieden erleben.

Atmung

Die Atmung hat drei wichtige Aspekte:

1. **Der biochemische Aspekt:** Wir nehmen durch die äußere Atmung Sauerstoff (O_2) auf und geben Kohlendioxid (CO_2) ab. Der aufgenommene Sauerstoff wird für die »Verbrennung« der Nährstoffe gebraucht, um biochemisch Energie zu gewinnen.

2. **Der nervlich-seelische Aspekt:** Die Lungenbläschen *(Alveolen)* sind nicht nur von Blutgefäßen, sondern auch von Fasern des *Nervus vagus* umsponnen, der über ein Zentrum im Mittelhirn die Ruhelage des Organismus steuert.

3. **Der Energie-Aspekt:** Die Yogis sagen, dass wir über die Atmung auch direkt Energie aufnehmen können. Man denke nur daran, welche zusätzliche Energie wir haben, wenn wir in den Bergen bei Sonnenschein ohne Mittagessen fast endlos Skifahren können – obwohl der Sauerstoffgehalt geringer als im Flachland ist. Die Fähigkeit, über die Lungen-Nerven direkt Energie aufzunehmen wird verstärkt, wenn wir das Bewusstsein in die Lungen-Nerven *(Nervus vagus)* lenken.

Atemübungen (Pranayama)

Die Stufe des Pranayama wird meist mit »Atemübungen« übersetzt – was aber nicht ganz dem Sinn des Wortes entspricht; denn »Yama« heißt »Beherrschung« und »Prana« »Energie«. »Pranayama« bedeutet also so viel wie »Beherrschung von Prana« (Energie) – unter anderem durch den Atem. Atemübungen sind die Vorbereitung für höhere Pranayama-Techniken.

Wir haben uns auf einige wenige einfache, aber sehr wirksame Atemübungen beschränkt. Das reicht vollkommen aus. Auch Patanjali hat in seinen Yoga-Sutras nur wenige Atemübungen erwähnt. Wichtig ist aber, sie mit vollem Bewusstsein und gespürter Achtsamkeit zu üben.

Dreiteilige Atmung

1. **Bauchatmung: 1** Eine bequeme Sitzhaltung einnehmen, die Hände auf den Bauch legen und bewusst gegen die Hände atmen. Einatmen: Die Hände gehen nach vorne. Ausatmen: Die Hände gehen nach hinten. 3-mal.

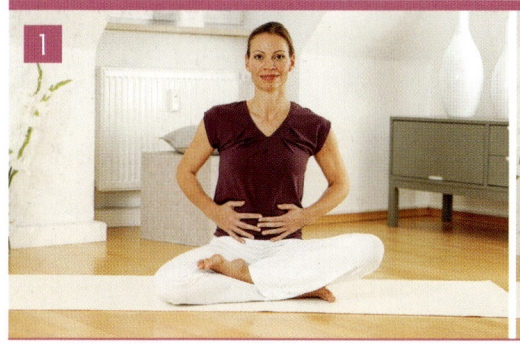
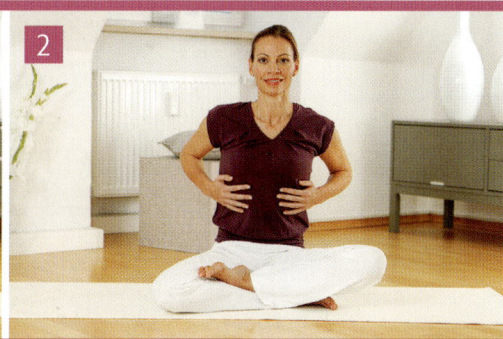

2. **Flankenatmung:** 2 Die Hände seitlich an die Rippen legen, im Körper sein und bewusst seitlich gegen die Hände atmen. Einatmen: Die Hände gehen auseinander. Ausatmen: Die Hände gehen wieder zusammen. 3-mal.

3. **Schlüsselbeinatmung** (Lungenspitzenatmung): 3 Die Hände von unten nach oben auf die Schlüsselbeine legen und bewusst von unten nach oben in die Lungenspitzen atmen. 3-mal.

Vollatmung

Gerade sitzen, die Hände auf die Knie legen (Chinmudra). Langsam weich und fließend in einer Welle von unten nach oben atmen und immer mit dem Bauch beginnen – sowohl bei der Einatmung wie auch bei der Ausatmung. Langsam und bewusst mit gespürter Achtsamkeit atmen. 7-mal.

Dann die Aufmerksamkeit in der Mitte der Brust sammeln.

Affirmation: »Ich strahle Ruhe und Frieden aus wie eine Sonne, wo immer ich bin.« Man kann es gar nicht oft genug wiederholen: Die Atemübungen sind einfach, aber es kommt auf das Bewusstsein an, mit dem man sie ausführt.

Atem anhalten mit eingeatmeter Lunge (Jalandhara Bandha)

4 Gerade sitzen, Hände auf die Knie legen (Chinmudra). Augen schließen.Tief einatmen, die Luft anhalten, schlucken und 5 das Kinn auf die Brust senken. Innerlich bis 12 zählen, dann Kopf wieder heben und langsam ausatmen. 2-mal. Affirmation: »Ich entwickle Willenskraft von Moment zu Moment.«

Atem anhalten mit ausgeatmeter Lunge (Yoga-Mudra)

Gerade sitzen, Hände auf die Knie legen (Chinmudra). Augen schließen. Tief einatmen, ganz ausatmen, ausgeatmet bleiben und die Bauchmuskeln fest anspannen. Innerlich bis 12 zählen. Dann locker lassen und einatmen. 2-mal. Affirmation: »Ich entwickle Widerstandskraft von Moment zu Moment.«

HA-Atmung im Stehen

Gerade stehen (Tadasana). Durch die Nase einatmend die Arme über den Kopf heben und dann durch den offenen Mund auf »ha« ausatmend vorne hinuntergehen. Dabei alles Negative ausatmen. 7-mal. Affirmation: »Ich bin rein, weil ich als reiner Geist im Körper bin.«

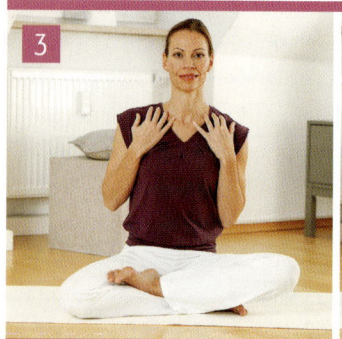
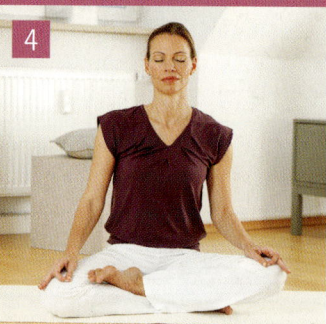
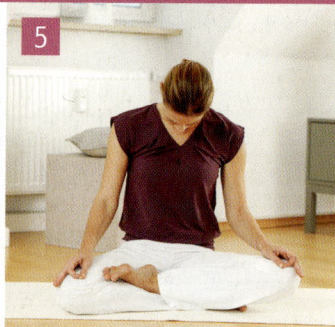

Nervenstärkende Atmung

Gerade sitzen, Augen schließen. Fäuste machen, an die Brust legen. Einatmen, Luft anhalten und dann in eingeatmetem Zustand die Arme 6-mal kraftvoll vorstrecken und wieder zurückziehen. Locker lassen, ausatmen. 3-mal. Affirmation: »Ich bin stark im Körper und in der Seele.«

Reinigende Atmung

Gerade sitzen, Augen schließen. Langsam einatmend den Brustkorb mit den Fingerspitzen beklopfen. Luft in eingeatmetem Zustand anhalten und den Brustkorb mit den Handflächen beklopfen. Wieder ausatmen. 3-mal. Affirmation: »Ich bin rein im Körper und in der Seele.«

Pendelatmung (Nadi Sodhana)

Gerade sitzen, Hände auf die Knie legen (Chinmudra). Zeigefinger und Mittelfinger der rechten Hand an der Stirne abstützen, **6** den Daumen an den rechten, den Ringfinger an den linken Nasenflügel legen. Links einatmen, rechts aus, rechts ein, links aus. Jede Seite 7-mal. Affirmation: »Ich ruhe vollkommen in meinem inneren Gleichgewicht.«

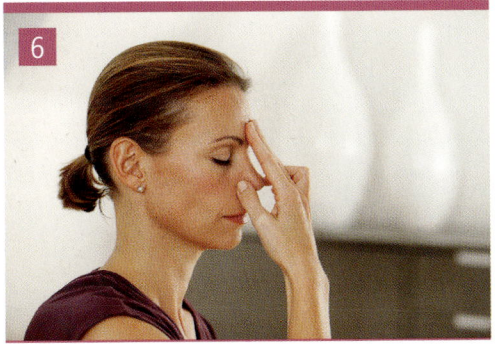

Meditation

Meditation ist ein genauso natürlicher Zustand wie Entspannung. Der Unterschied besteht vor allem darin, dass die Entspannung im Liegen durchgeführt wird, also mehr passiv ist, während die Meditation in einer geraden Sitzhaltung stattfindet, die die geistige Wachheit fördert. Meditation ist der natürliche Weg nach innen, zum Geist (Spirit), zum Selbst. Voraussetzung für die Meditation ist die Konzentration im Punkt zwischen den Augenbrauen (= einfältiges Auge, drittes Auge, spirituelles Auge u.a.):

> »Wenn dein Auge einfältig ist, wird dein ganzer Leib licht sein.« Matthäus 6.22

Wir üben die Konzentration auf äußere und innere Objekte. Die Konzentration auf die innere Stille führt zum Erleben der Weite und Tiefe des Geistes (Spirit), des Selbst. Durch die Meditation entwickelt man ein meditatives Bewusstsein, das zu heiterer Gelassenheit, Harmonie, Lebensfreude sowie zu Kreativität und Inspiration führt. Durch Meditation lernt man, sein Leben von innen nach außen zu meistern – und die Heilung zu fördern.

Die eigenen Wurzeln behalten

Das Ziel des (höheren) Yoga (Raja-Yoga) ist Meditation, der Weg nach innen. Das Ziel des ursprünglichen Christentums ist dasselbe: »Denn sehet, das Reich Gottes ist inwendig in euch.« (Lukas 17.21). Das Ziel des ursprünglichen Yoga und des ursprünglichen Yoga und des ursprünglichen Christentums (mit Betonung

auf »ursprünglich«) sind identisch. Paramahansa Yogananda behauptete sogar, dass Jesus Christus ein »Musterbeispiel für die Kunst des Yoga« gewesen sei.

Wir müssen nur die Perlen der Weisheit in unseren eigenen heiligen Schriften finden und durch Yoga erlebbar machen. Dann braucht man keine Dogmen. Auf diese Weise kann man eine eigene Spiritualität entwickeln und trotzdem im gewohnten Glauben verwurzelt bleiben. Diesen Weg haben sowohl die Yogis wie auch Jesus (»*Ich bin nicht gekommen um aufzulösen, sondern um zu erfüllen*«, Matth. 5,17) und der Dalai Lama empfohlen: »*Wenn wir mehr über andere Glaubensrichtungen und ihre Ideen erfahren möchten, ist es zugleich wichtig, dass wir unserem eigenen Glauben treu bleiben. Meiner Meinung nach ist es sicherer und besser, in unserer eigenen Glaubenstradition zu bleiben – zu leicht begeistern wir uns doch für eine Neuerwerbung, nur um später zu merken, dass sie uns doch nicht zufrieden stellt. Deshalb rate ich jedem, in seiner eigenen Tradition zu bleiben. Wenn wir die Religion wechseln, ohne uns vorher wirklich vergewissert zu haben, was wir da Neues annehmen, werden wir wohl nicht das Glück finden, das wir suchen.*«

Sitzhaltungen

»Die Sitzhaltung soll fest und angenehm sein.«   Patanjali II.46

Jede Sitzhaltung, die man mit gerader Wirbelsäule über längere Zeit entspannt einnehmen kann, ist für Yoga (Atmung, Meditation) geeignet. Gut wäre es allerdings, wenn die Knie auf dem Boden liegen würden, damit die Beine ruhig sind. Dies wird durch ein Sitzkissen erleichtert. Damit auch Ruhe in den Händen herrscht, legt man sie auf die Knie.

1 Damit auch Ruhe in den Fingern ist, verbindet man Daumen und Zeigefinger zu einem Ring (Chinmudra) – aber nicht demonstrativ gestreckt, sondern ganz locker und kaum sichtbar.

Bequemer Sitz (Muktasana)
2 Gerade sitzen, den rechten Fuß ganz nah an den Damm heranziehen (so weit wie es geht) und den linken Fuß vor dem rechten ablegen.

Vollkommener Sitz (Siddhasana)
3 Gerade sitzen, den rechten Fuß ganz nah an den Damm heranziehen (so weit wie es geht)

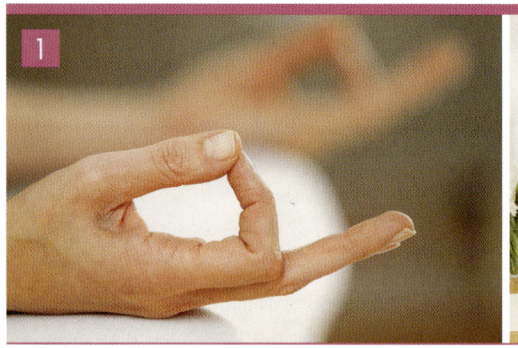

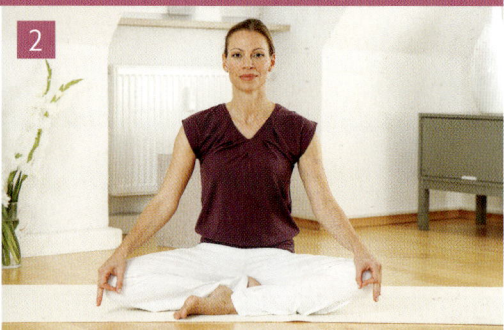

und dann den linken Fuß in die Vertiefung zwischen rechter Wade und Oberschenkel hineinlegen.

Fersensitz (Vajrasana)

4 Sich hinknien und sich auf die Fersen setzen, bewusst in den Sprung- und Kniegelenken nachgeben, gerade sitzen und in den Bauch hineinatmen.

Durchführung der Meditation

Am besten meditiert man am Ende und als Abschluss einer Yoga-Übungseinheit, denn dann sind Körper, Seele und Geist, und vor allem auch die Wirbelsäule, gut darauf vorbereitet, in die innere Stille zu gehen. Auch wenn man vorwiegend die Meditation als Ziel im Yoga anstrebt, sind nach wie vor einige Hatha-Yoga-Übungen notwendig, um Körper und Wirbelsäule elastisch zu erhalten. Außerdem ist Konzentration notwendig, die aber nur dann möglich ist, wenn man sich um gute Gedanken und gute Gefühle bemüht, denn gute Gedanken und Gefühle kann man besser kontrollieren als negative. Man sollte die geistigen Gesetze (siehe Seite 21 ff.) in das

Leben einfließen lassen, um als Vorbereitung auf die Meditation auch meditativ zu leben. Meditation ist also nicht nur eine Technik, sondern eine Entwicklungsstufe. Man kann erst dann richtig meditieren, wenn man alle Stufen des Yoga gemeistert hat.

Man nimmt eine aufrechte Sitzhaltung mit gerader Wirbelsäule ein, Kopf gehoben, Kinn etwa parallel zum Boden. Die Augen sind geschlossen und ruhig. Die Hände liegen auf den Knien, Zeigefinger und Daumen sind zu einem Ring geschlossen (Chinmudra). Konzentrieren Sie sich auf den Punkt zwischen den Augenbrauen und erleben Sie die innere Stille. Man kann diesen Vorgang auch mit der einfachen Affirmation beginnen: »Stille ist Weite, Stille ist Tiefe, Stille ist göttlich.« Etwa 5 bis 10 Minuten (oder auch länger).

Heilmeditation

Meditation ist der Weg nach innen, in die »*verborgenste Mitte und das Heiligtum, wo der Mensch allein mit Gott ist*« (2. Vatikanisches Konzil 1962–1965). Von dort holt man sich die

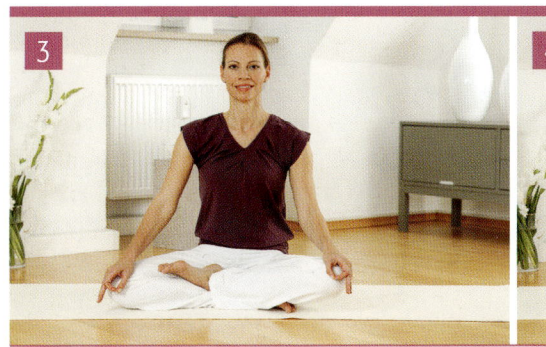

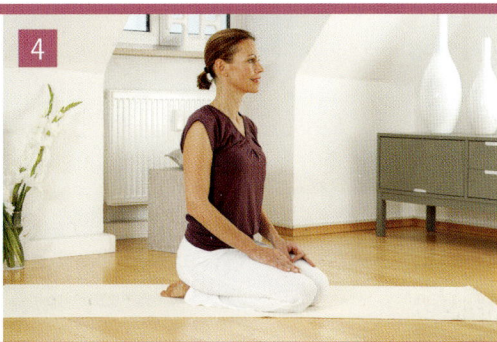

meiste Kraft und lässt sie in den Körper und das Leben einfließen. Es gibt viele Arten von Heilmeditationen. Sie sollten jedoch einfach sein und dem eigenen Naturell entsprechen. Prinzipiell kann man eine Heilmeditation in der Gruppe für alle, aber auch speziell für eine ganz bestimmte Person durchfuhren, die anwesend sein kann, aber nicht anwesend sein muss. Manchmal wird bei einer Heilmeditation gefragt, ob man sich nicht selbst belügt und sich etwas vormacht, wenn man Affirmationen benutzt oder auch in der Heilmeditation einen Zustand suggeriert, der gar nicht vorhanden ist. Aber es geht nicht darum, den geschwächten Zustand des Körpers durch Beachtung zu verstärken, sondern darum, ein starkes und gesundes inneres Gebäude aufzubauen, das dann im Körper Gesundheit und Heilung bewirken kann. Und dieses Gebäude ist real und in Wirklichkeit vorhanden. Man muss es nur kraftvoll genug aufbauen.

Beispiele für Heilmeditationen

»Ich bin Geist, der grenzenlose, der starke, der alles belebende, der ewig freie. Ich offenbare meinen absolut vollkommenen Geist im Körper als strahlende Gesundheit und in der Seele als Harmonie. Ich offenbare meinen absolut vollkommenen Geist als mein ewiges Sein.«
(nach Selvarajan Yesudian)

»Ich strahle Ruhe und Frieden aus wie eine Sonne, wo immer ich bin. Ich strahle Liebe aus meinen Mitmenschen gegenüber, denn in allen Menschen wohnt die gleiche Kraft wie in mir, die nach Verwirklichung drängt. Ich werde mit allen Menschen friedlich und harmonisch sein.«
(nach Selvarajan Yesudian)

»Himmlischer Vater, meine Körperzellen bestehen aus Licht. Die Zellen des Fleisches sind von Dir erschaffen. Sie sind vollkommen, denn Du bist vollkommen. Sie sind gesund, denn Du bist Gesundheit. Sie sind Geist, denn Du bist Geist. Sie sind unsterblich, denn Du bist das Leben.«
(Paramahansa Yogananda)

»Wir richten unseren Blick und unsere ganze Aufmerksamkeit auf den Punkt zwischen den Augenbrauen. Das Auge ist des Leibes Licht. Wenn dein Auge einfältig ist, wird dein ganzer Leib licht sein. Die Sphäre der Dunkelheit hinter deinen Augen verwandelt sich in eine Sphäre des Lichtes und der Freude. Und diese freudvolle Sphäre erweitert sich ständig. Schon hat sie die Grenzen deines Körpers überschritten. Erweitere diese Sphäre des Lichtes und der Freude, bis sie immer größer wird. Nun erfüllt sie diesen Raum, das ganze Haus, die ganze Stadt mit allen darin wohnenden Menschen. Dehne diese Sphäre des Lichtes und der Freude immer weiter aus, bis sie unser ganzes Land und die ganze Welt einschließt. Beobachte, wie die Welt von dieser Sphäre des Friedens und der Freude erleuchtet wird. Die Erde scheint nunmehr ein kleiner Ball zu sein, der in dieser unermesslichen Sphäre von Licht und Freude schwebt. Die Sphäre wird immer größer. Unser Planeten- und Sonnensystem, die Milchstraße und die vielen Universen treiben wie kleine Bläschen darin umher. Erweitere diese Sphäre von Licht und Freude in deinem eigenen Inneren und sieh, wie sich alle Dinge gleich funkelnden Großstadtlichtern darin bewegen. Meditiere über diese Freude und werde eins mit ihr.«
(nach Paramahansa Yogananda)

Ernährung

Der Mensch nimmt monatlich etwa eine Nahrungsmenge in der Größenordnung seines Körpergewichtes zu sich – das heißt: über zwei Tonnen pro Jahr! Das bedeutet aber auch, dass selbst der stärkste Körper mit der Zeit nachgibt, wenn die Nahrung auf Dauer nicht richtig zusammengesetzt ist.

Die beste und wichtigste – aber auch unpopulärste – Empfehlung lautet: weniger essen! Studien haben ergeben, dass eine knappe Ernährung der wichtigste Faktor für Gesundheit und Langlebigkeit ist. Logisch ist dann aber auch, dass bei geringer Quantität der Nahrung deren Qualität hoch sein sollte.

Was eine gesunde Ernährung ist – ausgewogen mit viel Gemüse und Obst –, weiß jeder. Man könnte sie auf einer einzigen Seite beschreiben – und trotzdem ist Ernährung ein Dauerthema von Zeitschriften und Buchverlagen. Da stellt sich schon die Frage, warum das so ist.

Ernährung und Bewusstsein

Unser Bewusstsein fühlt sich aufgrund seiner Eigenschwingung zu bestimmten Nahrungsmitteln hingezogen – ein Phänomen, das wir als »Appetit« bezeichnen. Aber wir haben in der westlichen Welt keine Untersuchungen darüber, wie das Bewusstsein die Nahrungsauswahl beeinflusst – und umgekehrt … ganz im Gegensatz zu den Yogis.

Die drei Gunas

Sobald der Geist (Energie) in die Materie absteigt, verbindet er sich mehr oder minder stark mit ihr. Die Yogis unterscheiden dabei drei Grade oder Qualitäten (Gunas = Fäden), die ausdrücken, wie stark die Materie den Geist absorbiert, sodass er in ihr ganz verschwindet (tamas, dumpfes Bewusstsein), sich von ihr befreit (rajas, nervöses Bewusstsein) oder sich wieder ganz von ihr gelöst hat (sattva, reines

dumpf (tamas)	nervös (rajas)	ruhig (sattva)
Fleisch Alkohol Tabak auch schon etwas verdorbene Speisen	Süßigkeiten »fast food« Stimulanzien Salz scharfe Gewürze	Obst Salate, Rohkost Gemüse Milch Milchprodukte Getreide Nüsse
Sich vollschlagen Völlerei	**Nervöses, hastiges Essen**	**Ruhiges, bewusstes Essen**

Bewusstsein). Sobald die Energie Form annimmt, überwiegt eine der drei Qualitäten, auch im Menschen, und »färbt« dessen Bewusstsein, beeinflusst die Sensibilität, spiegelt sich in den Gedanken und Handlungen und auch in der Ernährung wider.

Auch die Nahrung enthält diese drei Schwingungsqualitäten. Je nachdem welche Nahrung man zu sich nimmt, sensibilisiert man sich in diese Richtung. Umgekehrt gilt dasselbe: Je nach Bewusstseinsqualität fühlt man sich zu einer bestimmten Art von Nahrung hingezogen. Man sollte durch Yoga und einen gesunden Lebensstil sein Bewusstsein zu einem klaren, reinen Bewusstsein (sattva) entwickeln. Dann fühlt man sich automatisch zu klaren und reinen Nahrungsmittel hingezogen. Der beste Weg zu einer gesunden Ernährung ist, so zu leben, dass einem das schmeckt, was gesund ist.

- **Tamasige Nahrung**: (Viel) Fleisch, Alkohol, verdorbene und überreife Substanzen, Tabak. Ernährungsverhalten: sich vollschlagen, Völlerei. Macht dumpf und träge. Prana (Energie) wird abgezogen, der Verstand getrübt. »*Nahrung, die ohne Nährwert, fade, angeschimmelt, abgestanden, verdorben und unrein ist, wird von tamasischen Menschen geliebt.*« (Bhagavadgita XVII.10)
- **Rajasige Nahrung**: (Sehr) scharfe Speisen, (sehr) scharfe Gewürze, starke Kräuter, Stimulanzien wie Kaffee, Tee, Cola, Eier, viel Salz, Schokolade, Süßigkeiten. Ernährungsverhalten: hastiges Essen (»fast food«). Stört das innere Gleichgewicht: Der Körper wird gereizt, der Geist hektisch, nervös, unruhig und ist schwer zu beherrschen. »*Nahrung, die bitter, sauer, salzig und sehr scharf gewürzt, beißend, herb und brennend ist, wird*

von rajasischen Menschen vorgezogen; sie erzeugt Schmerzen und Krankheit.« (Bhagavadgita XVII.9)
- **Sattvige Nahrung**: Getreide, Vollkornprodukte, frisches Obst und Gemüse, Salate, Rohkost, reine Fruchtsäfte, Milch und Milchprodukte, Hülsenfrüchte, Nüsse, Honig und Kräutertee. Ernährungsverhalten: bewusstes Essen. Die reinste, für den ernsthaften Yoga-Schüler geeignetste Nahrung. »*Reine Nahrung bewirkt die Reinigung der inneren Natur*« (Sivananda). »*Nahrung, die das Leben verlängert und Vitalität, Ausdauer und Gesundheit fördert, die den Geist erheitert und den Appetit anregt, die wohlschmeckend, mild, nahrhaft und bekömmlich ist, wird von denen bevorzugt, die reinen Geistes (sattvisch) sind.*« (Bhagavadgita XVII.8)

Ernährung in Europa

Ernährung ist ein sensibles Thema, weil hier nicht nur Fakten, sondern auch Emotionen und sogar Ideologien hereinspielen. Nicht umsonst kommt das Wort »Diät« von dem griechischen Wort »diaita«, was so viel wie »Lebensweise« heißt – und die ist von Mensch zu Mensch verschieden und hängt auch mit seiner geistigen Einstellung zusammen.

Ein Yogi ist aber unabhängig von Weltanschauungen und Ideologien. Er richtet sich nach der Natur. In der Arktis wird er sich anders ernähren als in Indien. In Europa ernähren sich Yogis anders als in Indien. Selvarajan Yesudian, der berühmte Yogi, erzählte mir, dass er sich selbst wundere, wie sich sein Appetit ändert, abhängig davon, ob er in Indien oder in Europa lebt.

Der Mensch befindet sich aufgrund der Art seines Gebisses und der Darmlänge anatomisch gesehen zwischen Pflanzen- und Fleischfressern. Sein Verdauungssystem ist auf Mischkost ausgerichtet. Der Mensch kann überall auf der Welt leben und sich den jeweiligen Gegebenheiten anpassen. Er sollte auch auf die innere Intelligenz seines Körpers (somatische Intelligenz) hören. Dieses Gespür geht verloren, wenn die Ernährung zur Ideologie wird.

Die Frage ist auch, ob ein Eskimo unbedingt Gemüse anbauen muss, um in den Himmel zu kommen. Ist das nicht fast schon Gotteslästerung, wenn man den Herrgott für so kleinlich hält? Deswegen sagte Yogananda, man solle seine spirituellen Bestrebungen nicht auf die Küche beschränken.

Die 10 Regeln der DGE

Diese Regeln der Deutschen Gesellschaft für Ernährung (DGE) sind Forschungsergebnisse und können die Richtlinien der Yoga-Ernährung ergänzen:

- Regel Nr. 1: Die Lebensmittelvielfalt genießen. »Wählen Sie überwiegend pflanzliche Lebensmittel. Diese haben eine gesundheitsfördernde Wirkung und unterstützen eine nachhaltige Ernährungsweise.« Das ist nicht ganz neu – siehe Altes Testament, Buch Daniel 1.14–15: »*Am Ende der zehn Tage sahen sie besser und wohlgenährter aus als all die jungen Leute, die von den Speisen des Königs aßen. Da ließ der Aufseher ihre Speisen und auch den Wein, den sie trinken sollten, beiseite und gab ihnen Pflanzenkost.*«

- Regel Nr. 2: Reichlich Getreideprodukte sowie Kartoffeln. Diese Regel sollte man etwas relativieren, denn präventivmedizinisch ist es gesünder, weniger Kohlenhydrate (low-carb) zu sich zu nehmen – vor allem bei Übergewicht.
- Regel Nr. 3: Gemüse und Obst – Nimm »5 am Tag« (siehe Regel 1)
- Regel Nr. 4: Milch und Milchprodukte täglich, Fisch ein- bis zweimal in der Woche, Fleisch, Wurstwaren sowie Eier in Maßen
- Regel Nr. 5: Wenig Fett und fettreiche Lebensmittel. »Low fat« hat sich nicht bewährt – gesünder ist es, »moderate fat« mit »low carb« zu kombinieren.
- Regel Nr. 6: Zucker und Salz in Maßen. Noch besser ist es, Zucker, Süßigkeiten und Süßgetränke ganz wegzulassen.
- Regel Nr. 7: Reichlich Flüssigkeit. »Wasser ist lebensnotwendig. Trinken Sie rund 1,5 Liter Flüssigkeit jeden Tag.«
- Regel Nr. 8: Mahlzeiten schonend zubereiten
- Regel Nr. 9: Sich Zeit nehmen und genießen
- Regel Nr. 10: Auf das Gewicht achten und in Bewegung bleiben

Mangelzustände ausgleichen

Es wird immer wieder betont, dass eine ausgewogene Mischkost mit reichlich Gemüse und Obst ausreicht, um alle notwendigen Nährstoffe zuzuführen. Trotzdem gibt es Mangelzustände in bestimmten Lebenssituationen, zum Beispiel in der Schwangerschaft (Folsäure, Vitamin B_{12}, Eisen), im Sport (Magnesium, Vitamin-B-Komplex, Eisen) und auch im Alter (Vitamin-B-Komplex, Folsäure, Vitamin B_{12}, Vitamin D, Eiweiß) sowie

bei bestimmten Krankheiten (Selen und Zink bei Krebserkrankungen) und Medikamenten (Coenzym Q10 bei Statinen zur Cholesterinsenkung).

Beispiel »Pille«

Wussten Sie, dass durch Ovulationshemmer wie die »Pille« ein Mangel an Vitamin B_2, B_6, B_{12}, Folsäure, Vitamin C sowie an Magnesium und Zink hervorgerufen werden kann?

Der durch bestimmte Lebenssituationen, Krankheiten und Medikamente erhöhte Bedarf an Mikronährstoffen kann offensichtlich auch durch eine »gesunde« Ernährung nicht immer ausreichend gedeckt werden.

Ein Grund dafür ist auch die Tatsache, dass Lebensmittel heute nicht mehr eine so große Mikronährstoffdichte aufweisen wie früher.

Beispiel Tomate

Der Wirkstoffgehalt pflanzlicher Nahrungsmittel schwankt mehr oder minder stark – je nach Anbaugebiet, Bodenbeschaffenheit und Jahreszeit. Tatsache ist, dass die Inhaltsstoffe verschiedener Nahrungsmittel nicht mehr die gleichen sind wie etwa vor 50 Jahren.

Tomate: Gehalt wichtiger Vitamine und Mineralstoffe, Vergleich 1954 und 2003

	1954	2003	Gehalt
Magnesium	51	11	−88 %
Kalzium	43	10	−87 %
Vitamin B_1	120	37	−69 %
Vitamin B_2	219	19	−90 %
Vitamin C	50	13	−74 %
Vitamin A	550	42	−90 %
Vitamin E	1200	540	−55 %

Pflanzliche Nahrungsmittel brauchen nach wie vor ihre Zeit, um zu wachsen und ausreichend

TIPP Bevorzugen Sie Obst und Gemüse, die unter natürlichen Bedingungen in natürlicher Geschwindigkeit gewachsen sind, denn dann enthalten sie die meisten Mikronährstoffe.

Mikronährstoffe anzureichern. Wenn man dieses Wachstum durch Überdüngung zu stark beschleunigt, sind die Früchte zwar größer – aber die Inhaltsstoffe geringer.

Nahrung natürlich aufwerten

Eine gesunde Ernährung mit den genannten Schwachpunkten kann man auf natürliche Weise aufwerten:

- Weizenkeime, Weizenkeimextrakt, Weizenkeimöl; Keime und Sprossen
- Enzym-Hefezellen, Hefeflocken
- Kakaopulver
- Honig und Blütenpollen

Mikronährstoffe

Bei Krankheiten sollte man nicht nur Medikamente einsetzen, sondern auch auf eine Optimierung des Stoffwechsels achten, indem man je nach Laborbefund einen Mangel an Mikronährstoffen gezielt ausgleicht. Deswegen haben wir bei unseren Hinweisen zur Ernährung bei ausgewählten Krankheitsgruppen (siehe Seite 72 ff.) am Ende auf mögliche Engpässe bei bestimmten Mikronährstoffen hingewiesen. Am besten besprechen Sie das für Sie zutreffende »Metabolic Tuning« mit Ihrem Hausarzt. Viele Mikronährstoffe sind in Enzym-Hefezellen (im Reformhaus erhältlich) und Weizenkeimen schon im richtigen Verhältnis enthalten.

Sanfte Asanas zur Körperöffnung

Das Wort »Yoga« bedeutet nicht nur »Joch«, »Rückverbindung« oder »Vereinigung«, sondern auch »Lenkung«, nämlich die Lenkung der Energie in uns (Prana, Lebenskraft). Um den Körper für die Aufnahme dieser Energie zu öffnen, wird als Vorübung zu den Hatha-Yoga-Übungen meist der »Sonnengruß« empfohlen. Er ist sehr bekannt, aber auch sehr anstrengend. Darum haben wir statt des Sonnengrußes Elemente des tibetischen Heil-Yoga Lu Jong nach dem tibetischen Arzt und Mönch Tulku Lama Lobsang in unser Übungsprogramm übernommen. Lu Jong (»Lu« heißt »Körper« und »Jong« »Schulung«) ist die älteste Bewegungslehre der Mönche aus den Bergen Tibets zur Heilung von Körper und Geist. Diese Übungen haben sich als

wertvolle Ergänzung der traditionellen Asanas sehr gut bewährt. Sie sind leicht durchzuführen und haben doch eine große Wirkung.

Lu Jong dient vor allem dazu, die Wirbelsäule beweglicher und elastischer zu machen, die Chakren zu öffnen und Energieblockaden zu beseitigen, sodass die Lebensenergie (Prana) besser in alle Körperzellen fließen kann. Das dient der Heilung und der Stabilisierung der Gesundheit. In die Übungen des Lu Jong sind die Kenntnisse der tibetischen Mönche über Natur, Geist und Körper eingeflossen. Daher haben die Lu-Jong-Übungen Namen, die sich in der Art der Namensgebung von den Hatha-Yoga-Übungen unterscheiden. Sie werden teilweise im Stehen, teilweise im Sitzen ausgeführt.

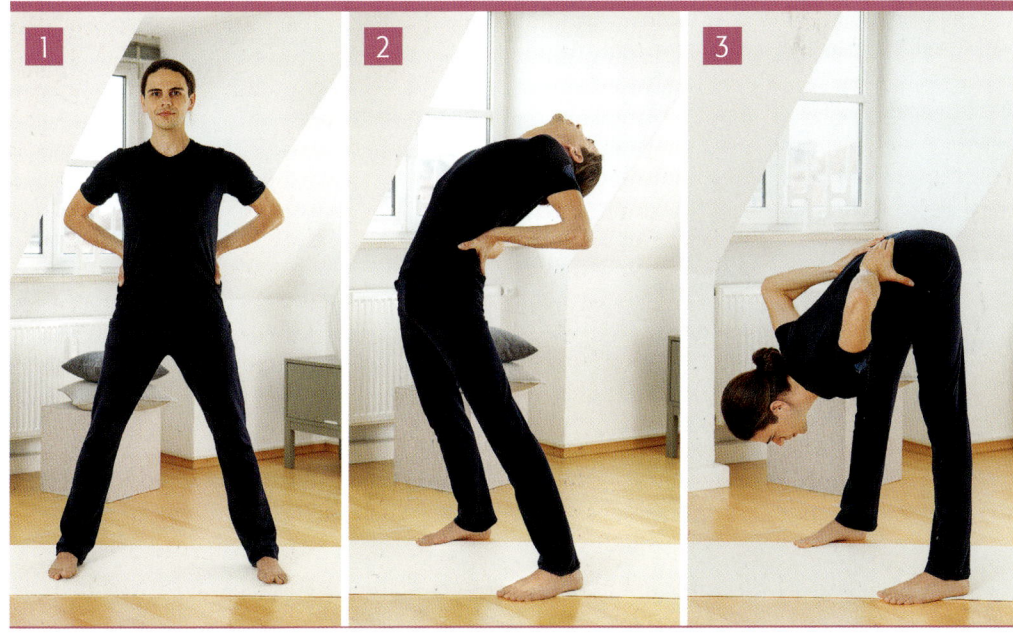

Übungen im Stehen: »Fünf Lebenselemente«

Indem wir uns den fünf Lebenselementen zuwenden, öffnen wir unsere fünf Chakren entlang der Wirbelsäule:

1. Erde (Steißbein-Chakra)
2. Wasser (Kreuzbein-Chakra)
3. Feuer (Nabel-Chakra)
4. Luft/Wind (Herz-Chakra)
5. Äther/Raum (Nacken-Chakra).

1. Die Wildgans, die Wasser trinkt

1 Eine breite Beinstellung einnehmen. Die Hände auf die Kreuzbeinfugen legen.

2 Einatmen, Kopf nach oben, sich so weit wie möglich nach hinten beugen.

3 Ausatmend nach vorne hinuntergehen, Rücken gerade halten, Kopf in den Nacken nehmen und in die (imaginäre) Schale mit Wasser schauen.
Einatmend wieder hochkommen. 7-mal.

1a. 3-mal atmen

4 Füße nebeneinander positionieren, gerade stehen. Arme hängen lassen, Hände etwa in Höhe der Leistenbeugen halten, Handflächen nach oben.

5 Durch die Nase atmend Hände bis etwa in Höhe des Kopfes heben.

6 Durch den offenen Mund auf »haa« ausatmend die Arme mit den Handflächen nach unten wieder bis zu den Leistenbeugen senken. 3-mal.

2. Der Yak, der seinen Kopf schwingt

7 Eine breite Beinstellung einnehmen, Hände an die Hüften, Kopf in den Nacken. Einatmen.

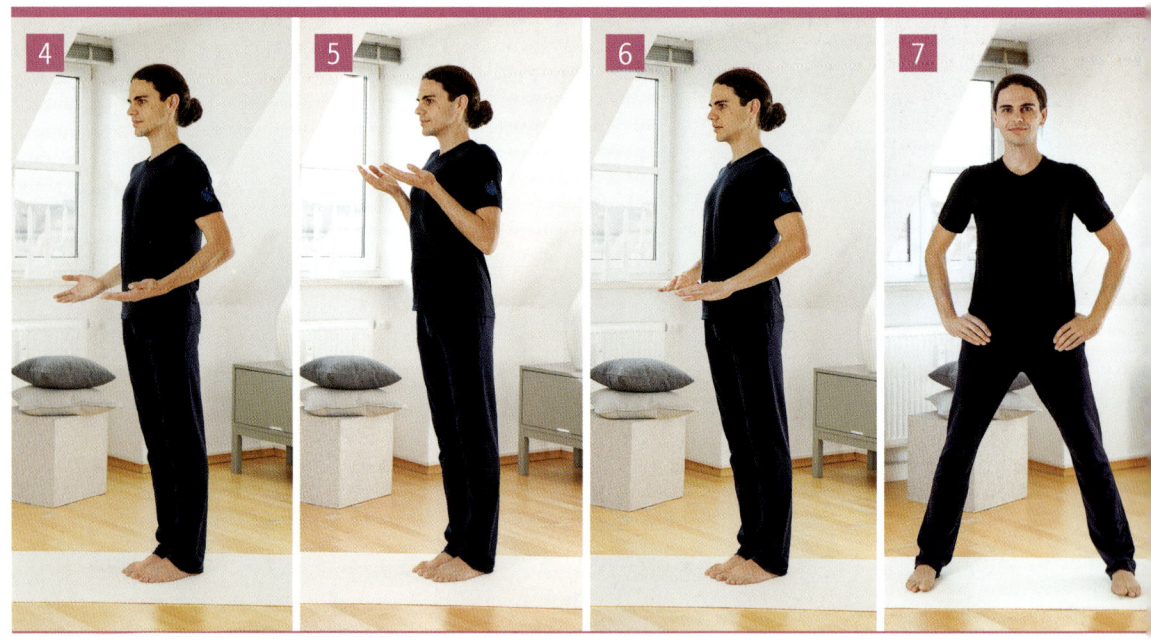

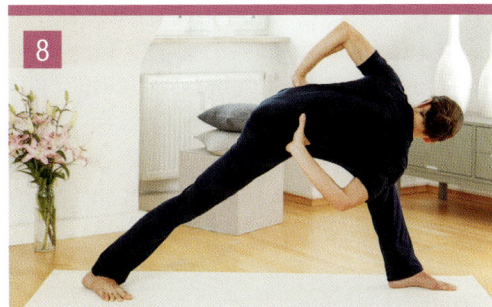

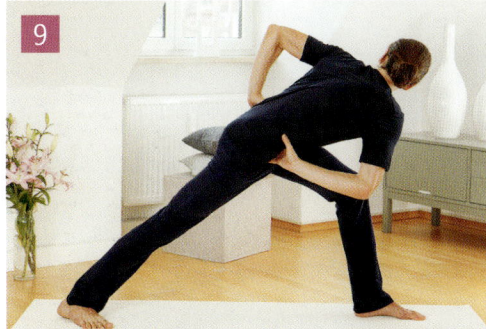

8 Ausatmend mit der rechten Schulter zum linken Knie hinuntergehen und dabei das linke Bein leicht beugen. Einatmend wieder hochkommen. Seite wechseln. Pro Seite 7-mal.

2a. 3-mal atmen
Siehe 1a

3. Das Wildpferd, das sich schlafen legt

7 Etwas mehr als schulterbreit stehen, Hände an die Hüften legen, Kopf hochnehmen. Einatmen.

9 Ausatmend mit dem rechten Ellbogen zum linken Knie drehen und das linke Bein leicht beugen. Einatmend wieder hochkommen. Dann zur anderen Seite hin üben. Jede Seite 7-mal.

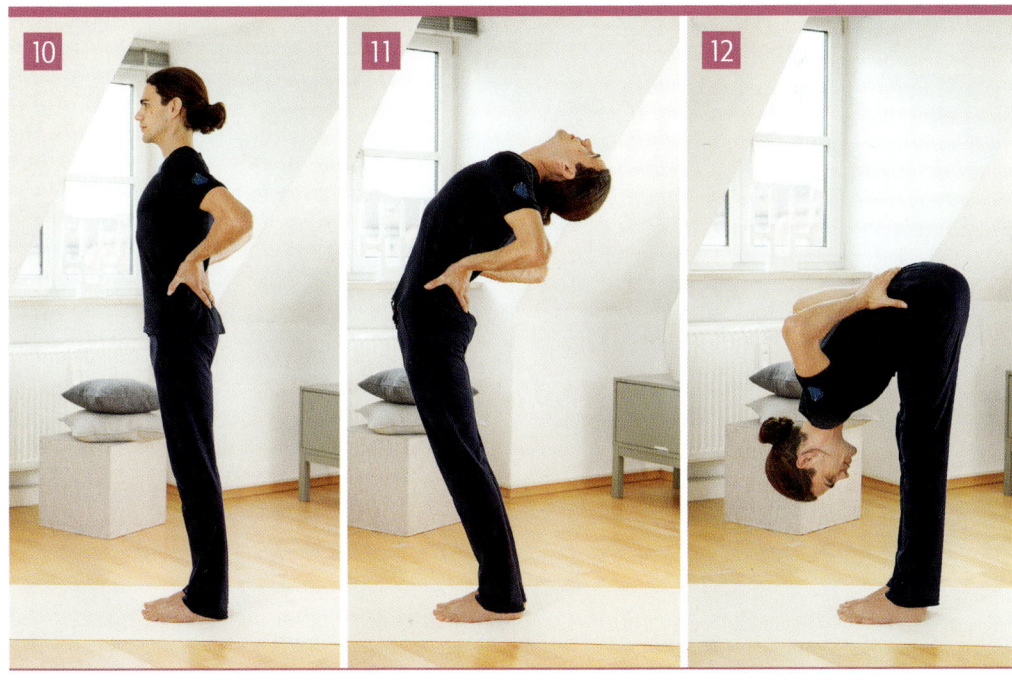

3a. 3-mal atmen
Siehe 1a

4. Der Falke, der sich im Wind dreht
10 Gerade stehen, Hände auf die Kreuzbeinfugen legen.
11 Einatmen, Kopf hochnehmen, sich nach
hinten beugen.
12 Ausatmend nach vorne hinuntergehen,
Scheitel Richtung Boden senken.
Einatmend wieder hochkommen. 7-mal.

4a. 3-mal atmen
Siehe 1a

5. Wie sich ein neuer Berg erhebt
13 Gerade stehen, Arme nach vorne, Hände
senkrecht übereinander, rechte Hand oben.

14 Die linke Hand umfasst die rechte Hand
von hinten und unten.
15 Einatmend Arme hochnehmen, die ganze
Wirbelsäule durchstrecken und die Energie nach
oben lenken. 7-mal.
Dann die Hände wechseln: die linke Hand
oben, die rechte umfasst die linke von hinten
und unten. Mit dieser Handstellung die Übung
nochmals 7-mal wiederholen.

5a. 3-mal atmen
Siehe 1a

Jetzt ist der Körper auf sanfte Weise für die
nun folgende Yoga-Übungsreihe vorbereitet.
Die Wirbelsäule ist elastischer als vorher und
der Energiefluss im Rückenmark ist nach oben
gerichtet.

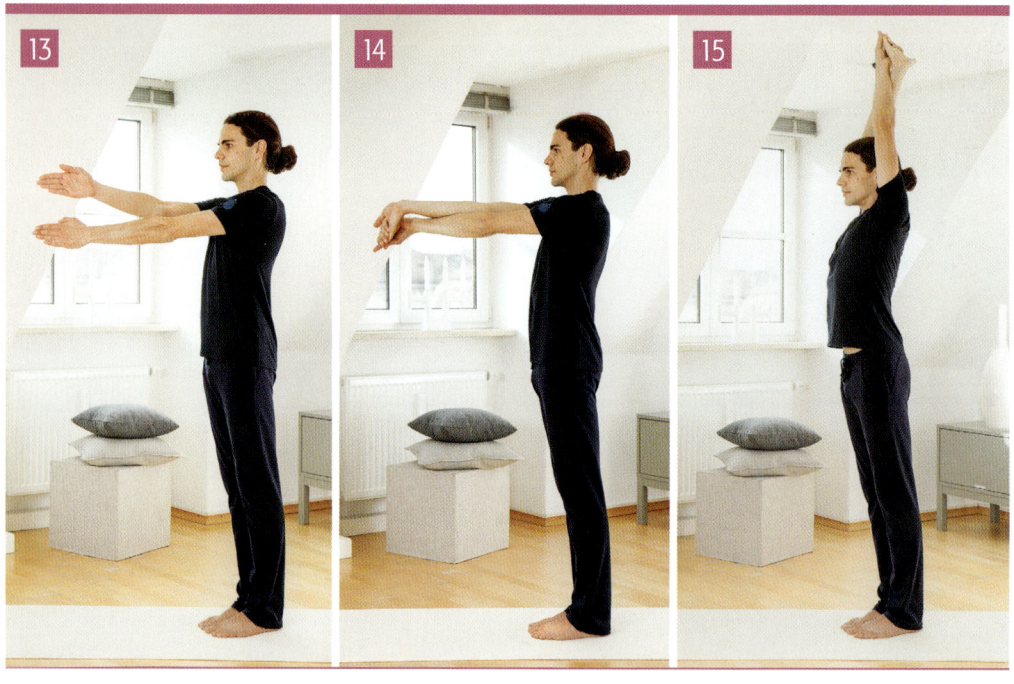

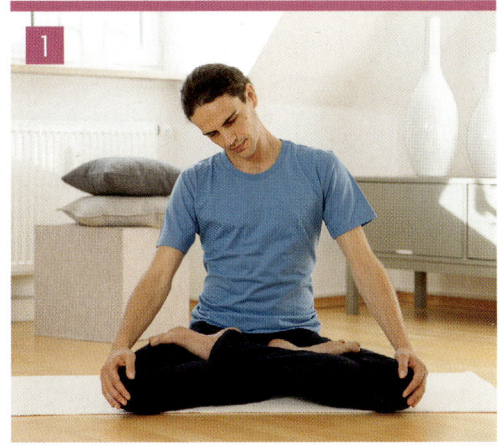

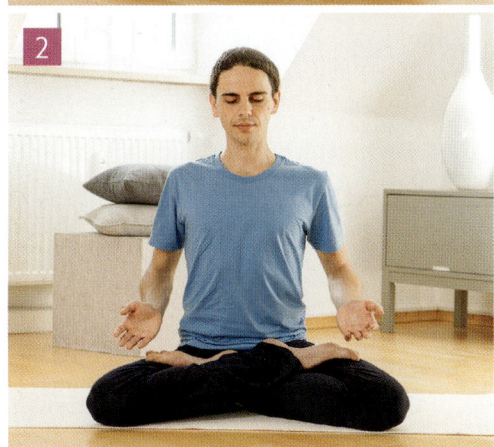

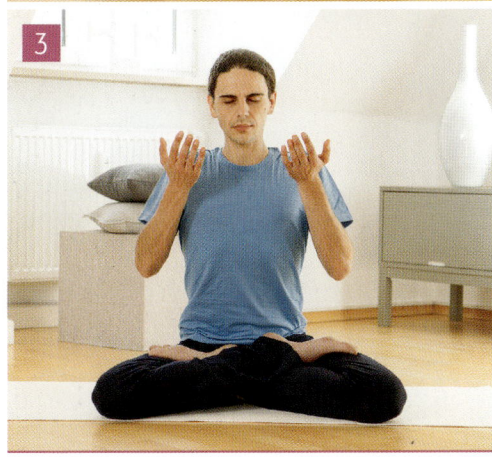

Übungen im Sitzen: Öffnung der Chakren

Eine bequeme Sitzhaltung einnehmen (Schneidersitz, bequemer Sitz, vollkommener Sitz, siehe Seite 35 f.), Wirbelsäule gerade, Kopf hoch. Diese Übungen sind auch sehr gut geeignet, um sich auf die Meditation vorzubereiten.

Man kann alle sechs Übungen der Reihe nach hintereinander üben, aber auch einzeln während des Tages, um bestimmte Wirkungen bei Beschwerden im Rücken, in der Wirbelsäule, im Nacken oder bei Kopfschmerzen zu erreichen.

1. Kopf kreisen (Nacken-Chakra)

1 Den Kopf locker nach vorne fallen lassen und langsam und vorsichtig nach rechts kreisen. 7-mal. Wenn Sie beim siebten Mal wieder vorne unten angelangt sind, den Kopf locker hängen lassen und dann nach links kreisen. Ebenfalls 7-mal. Dann den Kopf heben und atmen.

Anmerkung: Diese Übung besonders locker und vorsichtig ausführen. Man sollte sie auch so langsam machen, dass einem nicht schwindelig wird. Dann ist diese Übung sehr hilfreich bei Verspannungen der Nackenmuskulatur und bei Spannungskopfschmerzen.

1a. 3-mal atmen

2+3 Die Hände in die Leistenbeugen legen. Durch die Nase einatmend die Hände bis auf Kopfhöhe heben.

4 Handflächen nach unten drehen und durch den Mund auf »haa« ausatmend wieder bis zu den Leisten senken. 3-mal.

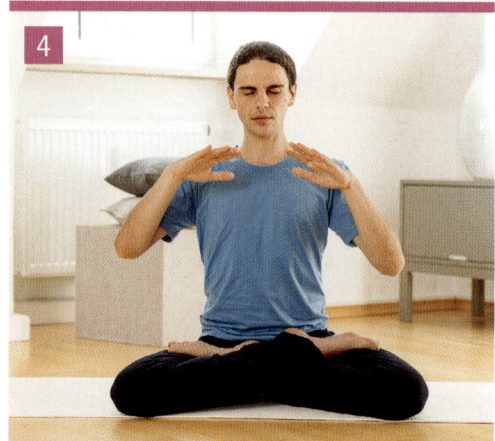

2. Ein Dreieck bilden (Herz-Chakra)

5 Die rechte Hand auf die linke Schulter legen, die linke Hand auf die rechte Schulter, Ellbogen so weit wie möglich übereinander bringen. Den Körper langsam nach rechts und links drehen, vor allem in der Brustwirbelsäule. Nach jeder Seite 7-mal.

Anmerkung: Wirkt gegen Rückenbeschwerden besonders im Schulter- und Brustwirbelbereich und hilft außerdem bei Asthma und Atemproblemen.

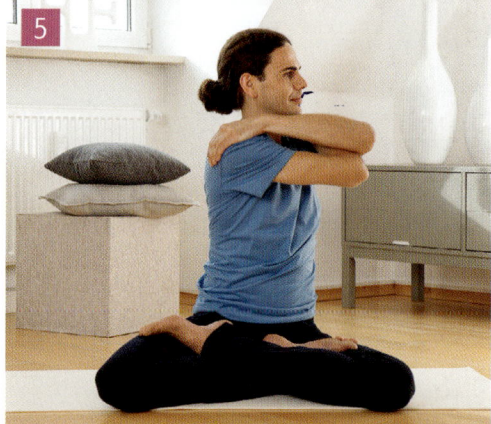

3. Drehendes Vajra (Nabel-Chakra)

6 Arme vor dem Bauch verschränken. Den Körper nach rechts und links drehen, vor allem in der Lendenwirbelsäule. Wiederholen Sie die Drehbewegung 7-mal.

Anmerkung: Diese Übung wird bei Schmerzen vor allem in der Lendenwirbelsäule und im Kreuzbeinbereich empfohlen.

3a. 3-mal atmen

Siehe 1a

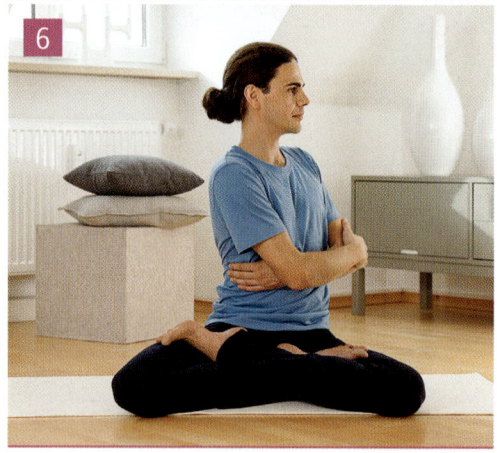

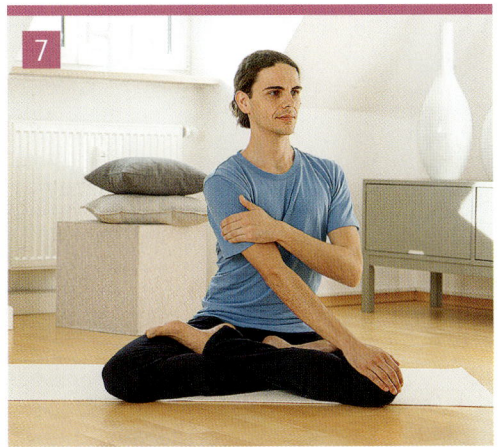

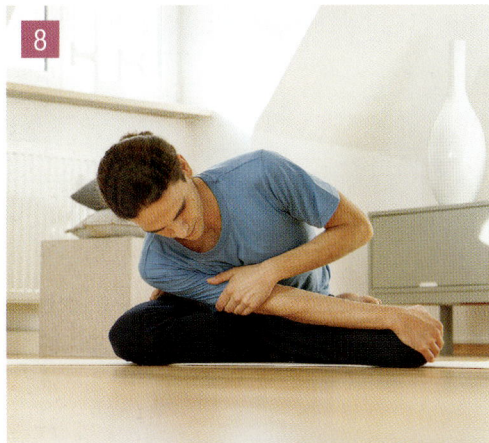

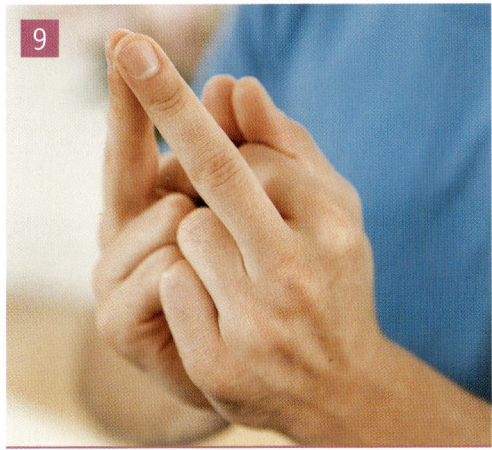

4. Wie man Flöte spielt (Kreuz- und Steißbein-Chakra)

7 Die rechte Hand auf das linke Knie legen, die linke Hand auf den rechten Oberarm. Einatmen.

8 Ausatmend mit der rechten Schulter zum rechten Knie hinuntergehen. Einatmend wieder hochkommen, die Hände wechseln und zur linken Seite hin üben. Jede Seite 7-mal.

4a. 3-mal atmen

Siehe 1a

5. Einen Berg umarmen (Energie nach oben)

Arme nach vorne ausstrecken.

9 Die Mittelfinger zusammenlegen, die anderen Finger einziehen.

10+11 Nun die Hände in dieser Position vom linken Knie hinauf hoch über den Kopf heben. Dabei die Wirbelsäule strecken und die Energie in der Wirbelsäule nach oben lenken. 7-mal. Dann vom rechten Knie aus üben. 7-mal.

6. Das Garn aufrollen (Energie nach oben)

12+13 Die Arme verschränken und einatmend über den Kopf heben. Dabei die Wirbelsäule strecken und die Energie die Wirbelsäule hinauf bis zur Schädeldecke lenken. 7-mal.

6a. 3-mal atmen

Siehe 1a

Anmerkung: Diese Übungen dienen vor allem dazu, Verspannungen in der Kreuzgegend zu lösen, die Rückenmuskulatur zu kräftigen und die Energie nach oben zu lenken.

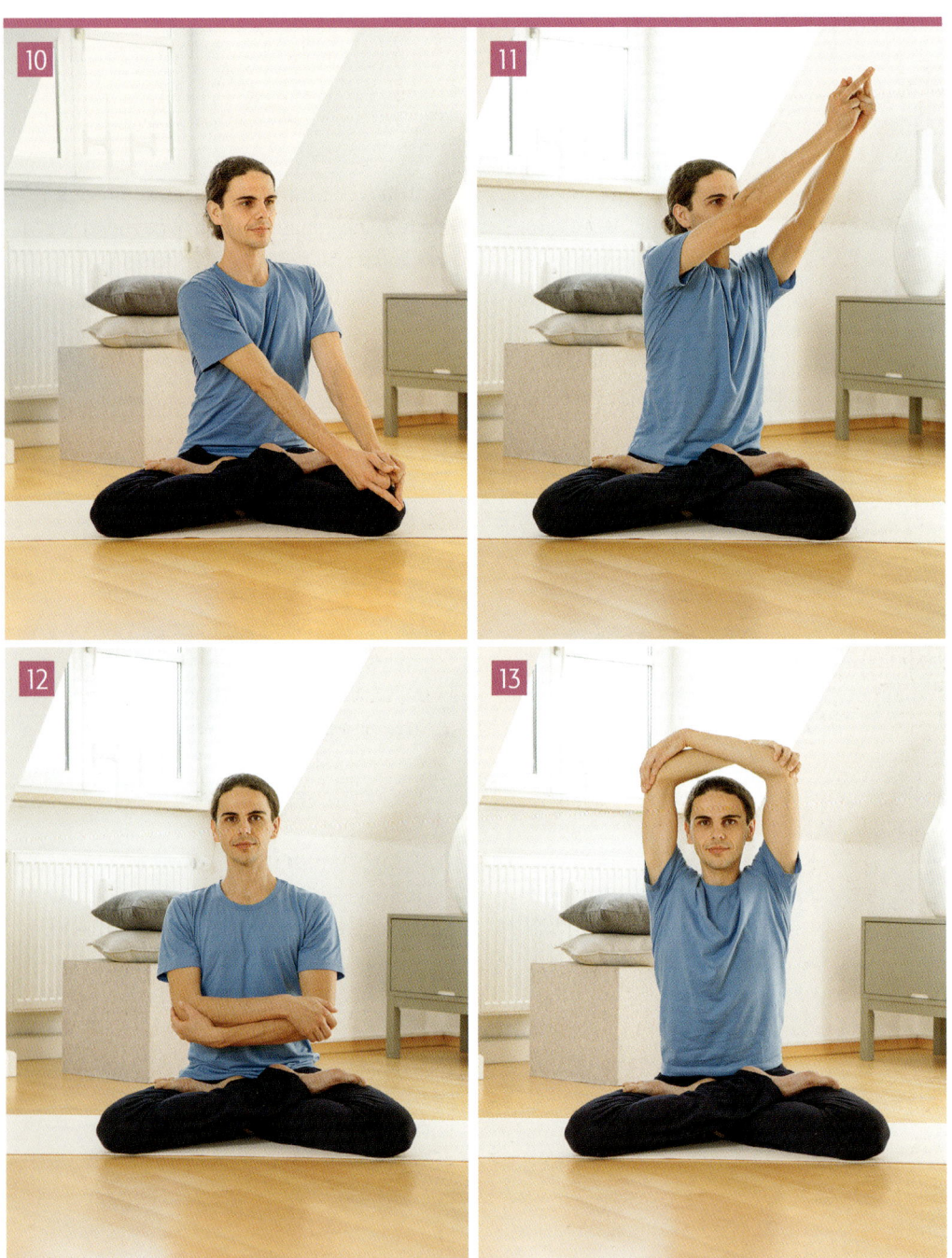

Stärkende Asanas mit Affirmationen

B.K.S. Iyengar hat in seinem Buch »Licht auf Yoga« 200 Yoga-Körperübungen (Asanas) beschrieben. Viele dieser Asanas sind für den westlichen Menschen nicht praktikabel. Wir haben uns deswegen auf etwa zwei Dutzend klassische Asanas beschränkt, die sich seit mehreren Jahrzehnten in unserer Yoga-Schule bewährt haben. Sie sind einfach auszuführen, aber trotzdem sehr wirksam. Es geht darum, diese einfachen Übungen immer weiter zu verinnerlichen und dadurch ihre Wirkung zu steigern.

Durch Affirmationen (nach Selvarajan Yesudian) kann ihre Wirkung noch weiter verstärkt werden, denn jede Körperhaltung hat eine Parallele im psychischen Bereich.

Die Bedeutung der Hatha-Yoga-Übungen im achtstufigen Pfad des Yoga wurden bereits beschrieben. Im Unterschied zu Gymnastikübungen sollte man beim Yoga folgende Punkte beachten, die grundsätzlich für alle Übungen gelten:

- Die Yoga-Übungen werden langsam und mühelos ausgeführt,
- werden eine angemessene Zeit (8–14 Atemzüge) eingehalten und zwar
- mit kontrollierter Atmung (am besten atmet man dorthin, wo noch Platz ist) und
- beherrschtem Geist (im Körper sein und wahrnehmen, was im Körper geschieht).

Bei den Bezeichnungen der Übungen verwenden wir die deutschen Bezeichnungen, soweit es sie gibt, fügen aber in Klammern auch die Sanskrit-Namen an, weil sie international verstanden werden, und es so nicht zu Verwechslungen kommen kann.

1. Entspannung (Savasana)

Ausführung

Auf den Rücken legen, die Arme seitlich auf den Boden, die Handflächen nach oben in der symbolischen Haltung des Loslassens. Die Augen schließen und den Körper locker lassen. Lassen Sie sich fallen und erleben Sie, wie der Boden Sie trägt. Vergessen Sie den Alltag mit all seinen Problemen und Sorgen. Vergessen Sie die Außenwelt und befreien Sie sich von negativen Gedanken und Gefühlen. Entspannen Sie den Körper von unten nach oben (siehe Seite 30f.).

Wirkung

Loslösung von der Identifizierung mit negativen Gedanken, Gefühlen, Sorgen, Ängsten, Minderwertigkeitskomplexen usw. Wir erleben das Gefühl der Befreiung, denn wenn der Körper zur Ruhe kommt, beruhigt sich auch die Seele. Über die Brücke der Stille gelangen wir zum Geist (Spirit), der Bestandteil der stillen Unendlichkeit ist. Durch Identifizierung mit dem Geist geht dessen stille Unendlichkeit auf uns über. Wir sind vollkommen ruhig und entspannt. Wir führen die Entspannung während einer Yoga-Übungseinheit mehrfach durch:

- am Anfang der Übungseinheit (5 Minuten),
- als »Blitzentspannung« nach Einzelübungen,
- am Ende der Übungseinheit (5 Minuten).

2. Energie-Aufladeübungen

Diese Übungen gehen auf Paramahansa Yogananda zurück. Sie dienen dazu, den Körper mit Energie aufzuladen – nach dem Gesetz: »Die Energie folgt den Gedanken.« Denn mit Konzentration und Willenskraft lässt sich jeder beliebige Körperteil gezielt energetisieren. Gerade stehen, Augen schließen. Konzentrieren Sie sich auf den rechten Arm und stellen Sie sich ein Gewicht von 10 kg in Ihrer Hand vor. Nun stellen Sie sich mit voller Konzentration vor, wie Sie dieses Gewicht langsam anheben, bis etwa in Schulterhöhe, und wie Sie dieses Gewicht dort halten. Die Oberarmmuskeln spannen dabei immer weiter an. Dann den Arm fallen lassen, die Augen schließen und das Gefühl in beiden Armen vergleichen. Wenn Sie die Übung konzentriert durchgeführt haben, wer-

den Sie feststellen, dass sich der rechte Arm wärmer und »lebendiger« anfühlt als der linke. Wir haben den rechten Arm mit der Energie aufgeladen, die er gebraucht hätte, um das Gewicht wirklich zu heben.

Ausführung

Auf diese Weise kann man den ganzen Körper mit Energie aufladen:

1 Aufrecht stehen, Füße etwa schulterbreit auseinander stellen, Hände zu Fäusten ballen, die Arme in Höhe der Handgelenke vor dem Unterleib kreuzen, die Augen schließen.

2 Durch die Nase in zwei Schritten einatmen (erst einen kurzen, schnellen Atemzug nehmen und diesen dann langsam und intensiv weiterführen), die Arme dabei seitlich ausstrecken und das Bewusstsein auf den gesamten Körper verteilen, den Körper von unten nach oben anspannen und aufladen – erst schwach, dann mittelstark und zuletzt stark.

3 Durch den offenen Mund auf die Silbe »ha-haaa« (erst kurz, dann lang) ausatmend die Arme locker in Schulterhöhe nach vorne

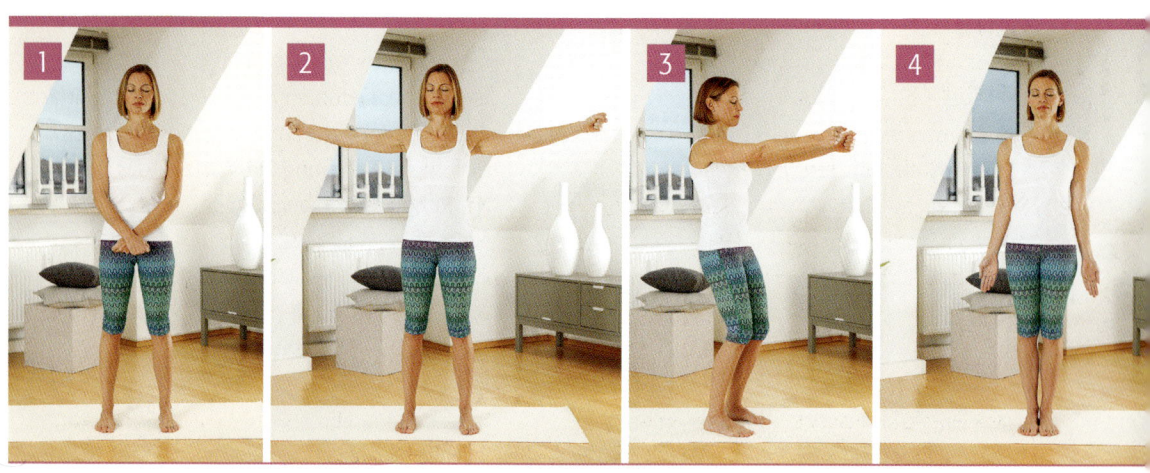

schwingen und die Knie entspannt etwas beugen. Die gesamte Übung 3-mal wiederholen.
4 Danach die Wirkung erleben: aufrecht stehen, Kopf heben, die Augen schließen, Füße zusammenstellen, Arme liegen seitlich am Körper (Tadasana), das innere Gleichgewicht halten.

Affirmation
»Meine Anwesenheit im Körper bedeutet Kraft, Stabilität und Gesundheit.«

Wirkung
Der gesamte Körper wird mit neuer Energie aufgeladen.

3. Krieger (Virabhadrasana I und II)

Virabhadra war ein tapferer Krieger und ein mächtiger Held. Diese Haltung ist eine Kampfhaltung, die mit der entsprechenden geistigen Einstellung ausgeführt werden sollte.

Virabhadrasana I

Ausführung
5 Eine breite Beinstellung einnehmen, die Arme hochnehmen, die Handflächen zusammenlegen.
6 Oberkörper und linken Fuß nach links drehen. Das linke Bein beugen, sodass der Oberschenkel etwa waagerecht zum Boden steht. Arme, Kopf und Wirbelsäule nach oben ausrichten und flach weiteratmen (etwa 8 bis 10 Atemzüge).
7 Wieder aufrecht stehen, Arme ausgestreckt halten und nach der rechten Seite üben. Nach jeder Seite 2-mal.
Wieder aufrecht stehen, Füße zusammennehmen, Augen schließen. Die Wirkung erleben.

Affirmation
Die Wärme in der Wirbelsäule spüren bis hinauf zum Kopf:
»Mein ganzes Nervensystem ist voller Lebenskraft.«

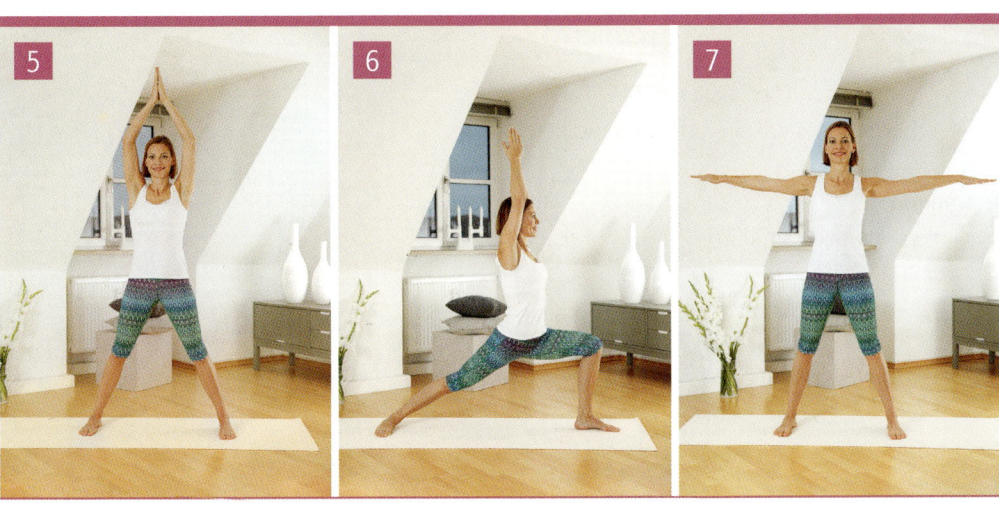

Wirkung

Kräftigung der Wirbelsäule, Förderung einer aufrechten Körperhaltung, Weitung des Brustkorbs, Unterstützung einer tiefen Atmung, Stärkung der Beinmuskulatur. Steigerung der Energie im Rückenmark und Lenkung der Energie nach oben.

Virabhadrasana II

Ausführung

8 Breite Beinstellung einnehmen. Arme seitlich in Schulterhöhe ausstrecken, Handflächen nach unten. Den linken Fuß nach links drehen. Kopf nach links drehen, Blick auf die linke Hand.

9 Einatmen. Ausatmend das linke Bein beugen, Oberschenkel waagerecht. Sich bewusst sein, dass dies eine Kampfhaltung ist. An Furchtlosigkeit denken, für etwa 8 bis 10 Atemzüge halten.

Affirmation

»Ich bin furchtlos, ich bin furchtlos, ich bin furchtlos.«
Einatmend wieder in die Ausgangsstellung zurückkommen. Die Übung nach rechts ausführen. Jede Seite 2-mal.
Am Schluss gerade stehen (Tadasana). Die Augen schließen und tief ein- und ausatmen.

Affirmation

»Mit jedem Atemzug atme ich neue Lebenskraft und Nervenkraft in meinen Körper hinein.«

Wirkung

Kräftigung der Wirbelsäule, Verbesserung der Körperhaltung, Stärkung der Beinmuskulatur. Steigerung der Energie in der Wirbelsäule und des Selbstvertrauens.

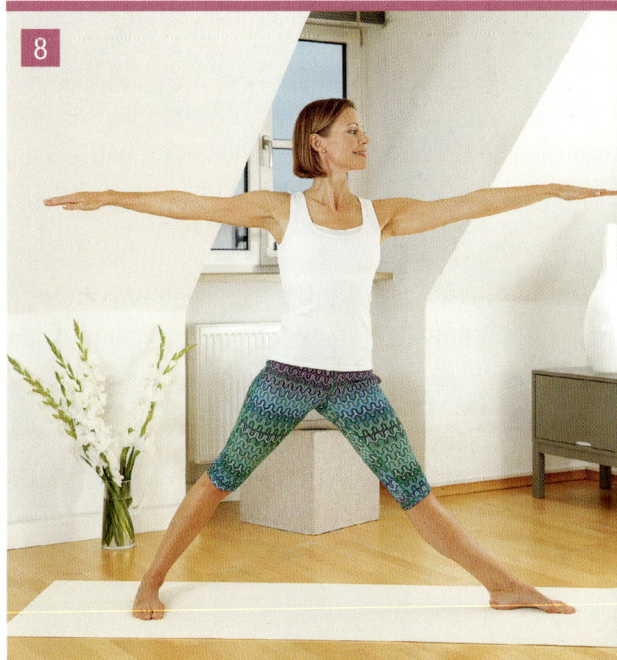

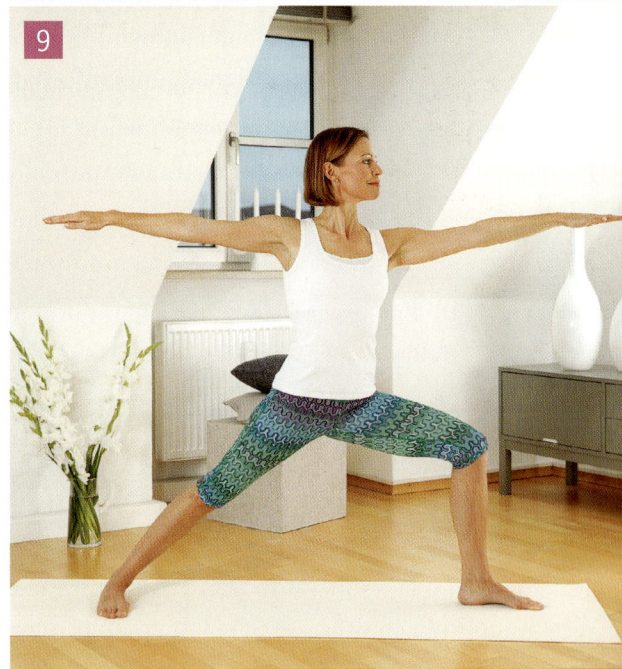

4. Trikonasana (Dreieck)

Bei dieser Übung gibt es mehrere Varianten.

4a. Ausgebreitetes Dreieck (Utthita Trikonasana)

Ausführung

10 Eine breite Beinstellung einnehmen, Arme seitlich ausstrecken. Handflächen nach unten.

11 Ausatmend mit der *rechten* Hand zum *rechten* Fuß hinuntergehen, sich mit der Hand am Unterschenkel, Knöchel oder Fußrücken abstützen, linken Arm nach oben strecken, den Kopf nach links oben drehen und zur linken Hand schauen. In die linke Flanke atmen (8 bis10 Atemzüge). Aufrichten, durchatmen und zur linken Seite üben. Wieder aufrichten, gerade stehen (Tadasana) und die Wärme in der Wirbelsäule bis hinauf zum Kopf spüren.

Affirmation

»Mein ganzes Nervensystem ist voller Lebenskraft«. Übung noch 1-mal wiederholen.

Wirkung

Dehnung verkürzter Bänder und Muskeln v.a. im Bereich der Lendenwirbelsäule und der Kreuzbeingegend, Besserung von Rückenschmerzen, Kräftigung der Beinmuskulatur. Bessere Durchblutung der Wirbelsäule und des Rückenmarkes.

4b. Umgekehrtes Dreieck (Parivritta Trikonasana)

Ausführung

10 wie bei 4a

12 Ausatmend mit der *rechten* Hand zum *linken* Fuß hinuntergehen, sich am linken Unterschenkel, Knöchel oder Fußrücken abstützen, den linken Arm nach oben strecken, den Kopf nach links drehen und zur linken Hand hinauf schauen. In die linke Flanke atmen (etwa 8–10 Atemzüge).

Wieder aufrichten, durchatmen und zur anderen Seite hin üben.

Wieder aufrichten, gerade stehen (Tadasana) und die Wärme in der Wirbelsäule spüren bis hinauf zum Kopf.

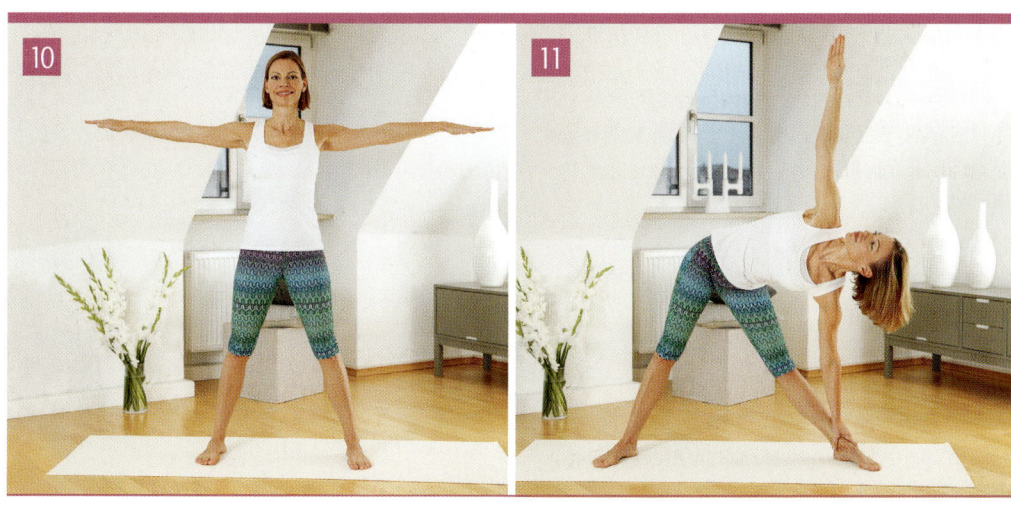

Affirmation

»Mein ganzes Nervensystem ist voller Lebenskraft.« Übung noch einmal wiederholen.

Wirkung

Kräftigung der Flankenmuskeln, Anregung der
Dickdarmtätigkeit, Kräftigung der Unterleibs-
organe und der Rückenmuskulatur, vor allem
im Lenden- und Kreuzbeinbereich. Gut gegen
Rückenschmerzen.

5. Flankendehnung (Utthita Parsvakonasana)

Ausführung

Gerade stehen (Tadasana), die Arme seitlich
ausstrecken, Handflächen nach unten.
13 Das linke Bein beugen, sodass der Oberschenkel etwa waagerecht zum Boden steht.
Sich mit der linken Hand neben dem linken äußeren Fußrand auf dem Boden abstützen, den
rechten Arm in der Verlängerung des Rumpfes
über dem Kopf ausstrecken. In die sich deh-
nende rechte Flanke hineinatmen. Wieder hochkommen, durchatmen und zur anderen Seite
hin üben. Sich wieder aufrichten, gerade stehen
(Tadasana), die Augen schließen. Die Wärme in
der Wirbelsäule spüren bis hinauf zum Kopf.

Affirmation

»Ich bin stabil, im Körper und in der Seele.«

Wirkung

Kräftigung der Bein- und Gesäßmuskulatur.
Dehnung und Kräftigung der Flankenmuskulatur. Gut gegen Ischias-Beschwerden. Anregung
der Darmtätigkeit.

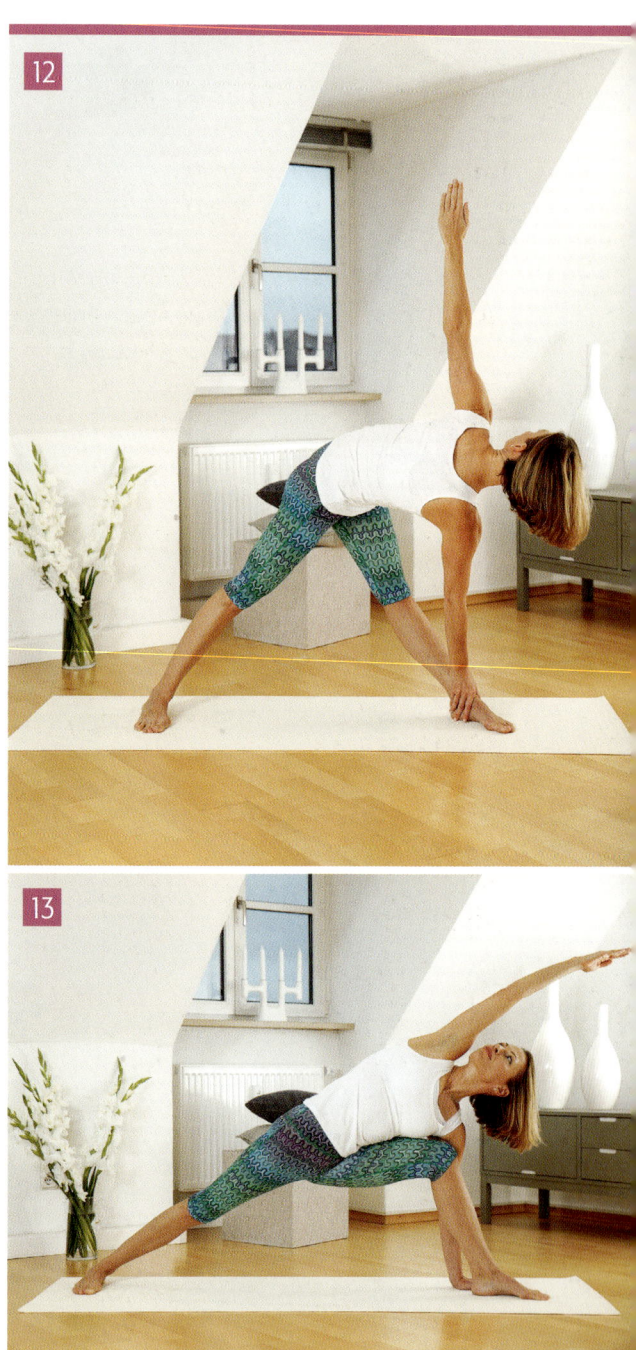

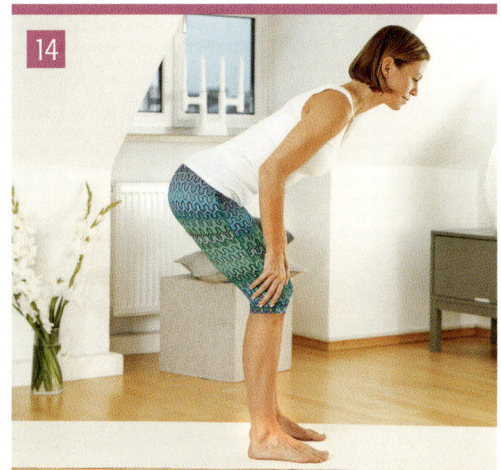

6. Einziehen des Bauches (Uddiyana Bandha)

Ausführung

14 Etwa schulterbreit stehen, Füße parallel, Knie leicht gebeugt, sich mit den Händen an den Knien abstützen, Kreuz und Rücken gerade. Einatmen, ausatmen, ausgeatmet bleiben und den Bauch für etwa 6 Sekunden einziehen. Dann locker lassen und einatmen. Wieder ausatmen, Bauch einziehen, eingezogen halten. Insgesamt 7-mal.
Sich wieder aufrichten, stehen (Tadasana). Die Wärme spüren bis hinauf zum Kopf.

Anmerkung: Die Einziehung des Bauches geht am besten, wenn man nach der Ausatmung im Kehlkopf die Stimmritze schließt und dann versucht, einzuatmen. Dadurch entsteht im Bauch ein Unterdruck, sodass er sich fast von selbst einzieht. Man sollte den Bauch so weit einziehen, dass die Eingeweide nach hinten gegen die Wirbelsäule verschoben und dadurch massiert werden. Außerdem wird ein sanfter Druck auf das Nervengeflecht im Oberbauch, das Sonnengeflecht *(Plexus solaris),* ausgeübt, sodass es ebenfalls massiert und belebt wird.

Affirmation

Das Zentrum in Nabelhöhe ist das Zentrum der Selbstbeherrschung: »Ich bin Meister meines Körpers und meiner Seele.«

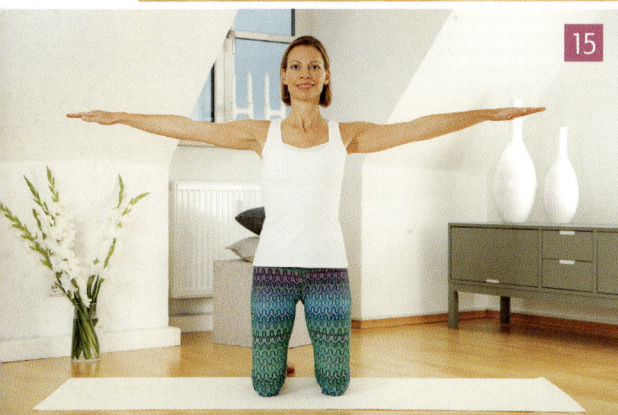

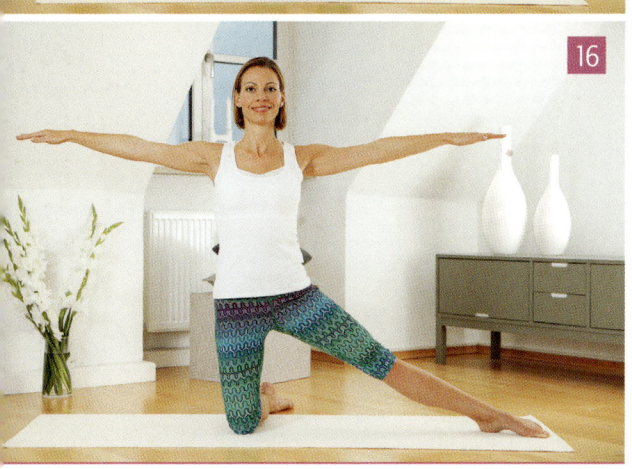

Wirkung

Die Übung setzt Energie aus dem Sonnengeflecht frei und lässt sie bis zum Gehirn aufsteigen. Massage und Kräftigung der Bauchorgane und Anregung der Darmtätigkeit.

7. Parighasana

»Parigha« heißt so viel wie »Balken« oder »Stange«, die ein Tor verschließt. Bei dieser Yoga-Übung sieht der Körper wie ein Kreuzbalken aus, wie ein Riegel, der ein Tor verschließt.

Ausführung

15 Sich auf den Boden knien, Oberschenkel und Oberkörper aufrecht, Arme seitlich ausstrecken.

16 Das linke Bein seitlich ausstellen.

17 Einatmen, Arme hochnehmen.

18 Ausatmend nach links hinuntergehen, Unterschenkel, Knöchel oder Fuß umfassen und flach weiteratmen.

Einatmend wieder hochkommen, das linke Bein heranziehen, durchatmen. Nach der rechten Seite üben. Jede Seite 2-mal.

Affirmation

»Ich bin elastisch im Körper und in der Seele.«

Wirkung

Die Wirbelsäule wird elastischer, das Kreuz gedehnt. Eine Seite des Bauches wird geweitet, die andere sanft zusammengedrückt – und umgekehrt. Dies hat eine positive Wirkung auf die Organe im Bauchraum.

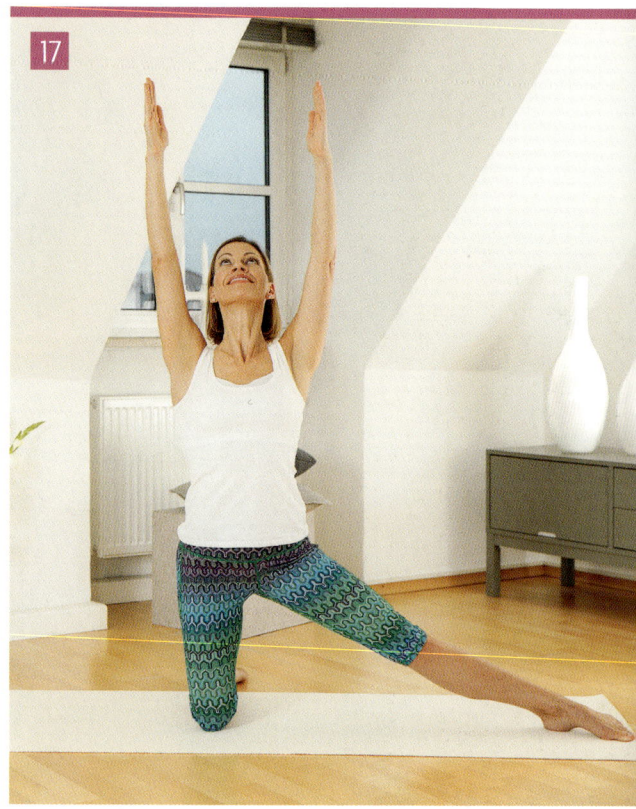

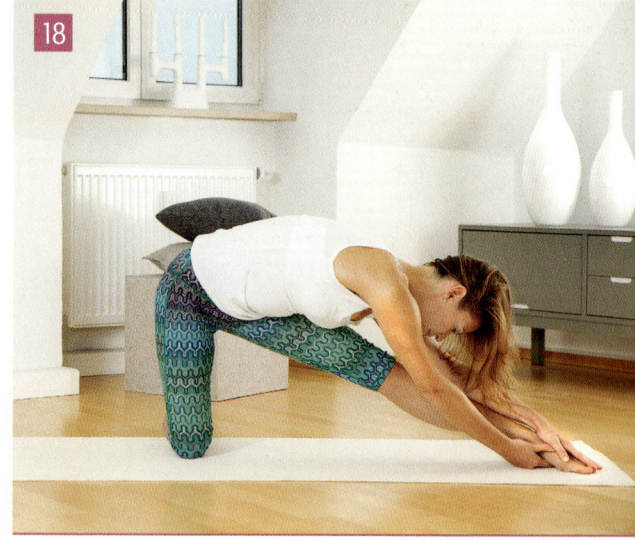

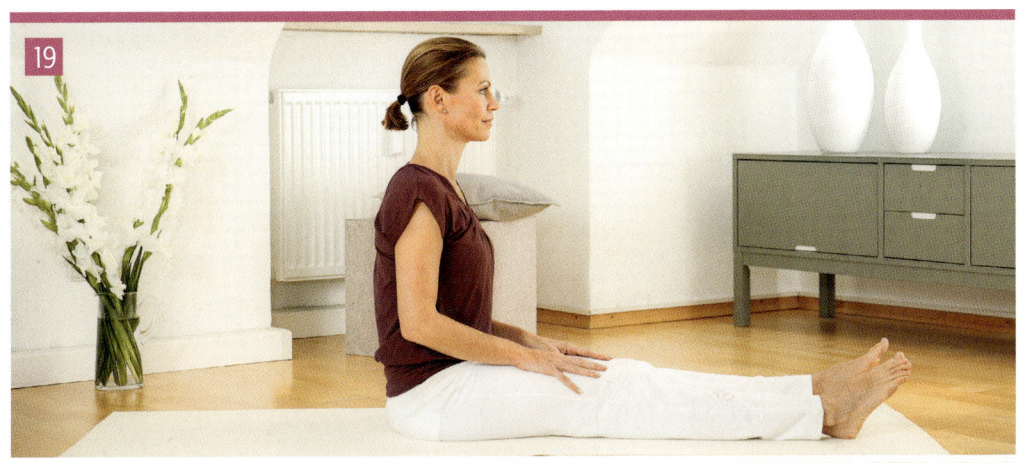

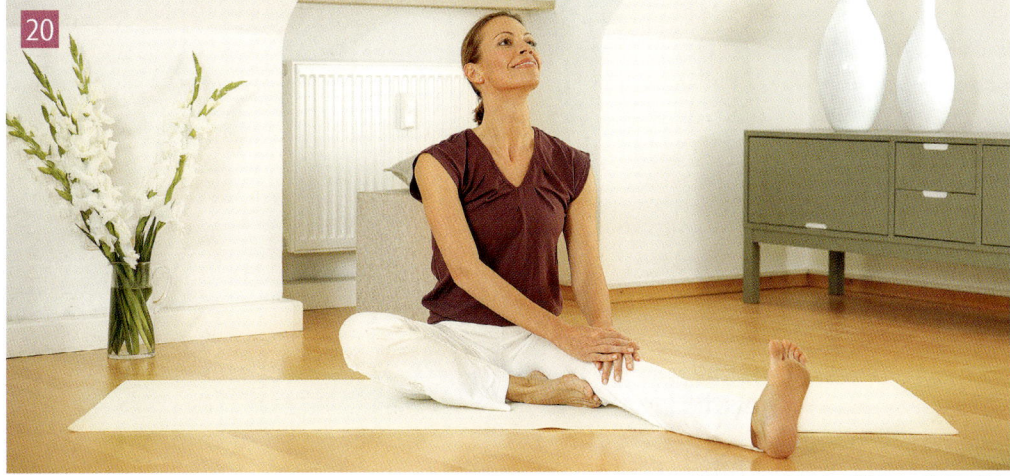

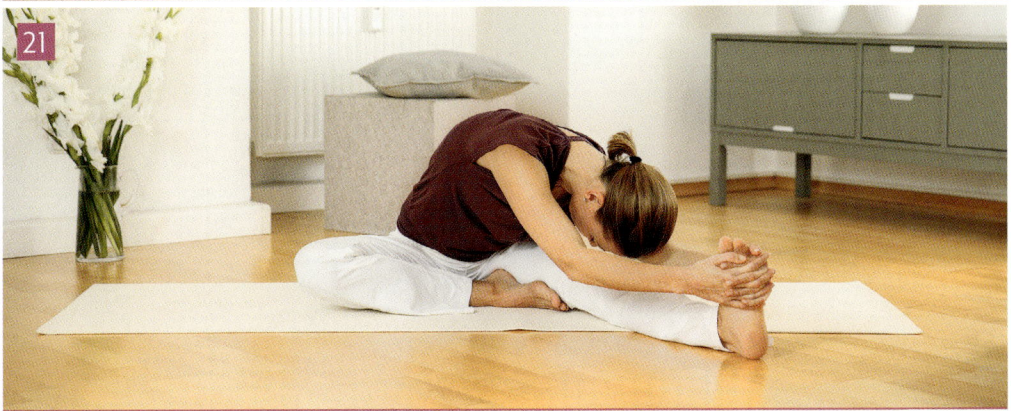

8. Kopf-zum-Knie-Haltung, »Knie-Kuss« (Janu Sirsasana)

Ausführung

19 Auf dem Boden sitzen, Beine ausgestreckt, Rücken gerade.

20 Das rechte Bein so weit wie möglich heranziehen. Einatmen. Kopf heben.

21 Ausatmend über das linke Bein hinuntergehen, das Kreuz dehnen, den Kopf *(Sirsa =* Kopf) zum Knie *(Janu* = Knie). Mit den Händen Unterschenkel, Knöchel oder Fuß umfassen und flach weiteratmen (für etwa 10 Atemzüge). Einatmend wieder hoch, die Beine wechseln. Jetzt über das rechte Bein beugen. Mit den Händen Unterschenkel, Knöchel oder Fuß umfassen und flach weiteratmen. Nach jeder Seite 2-mal.

Affirmation

»Meine Anwesenheit im Körper bedeutet Form und Schönheit, Kraft und Gesundheit.«

Wirkung

Kräftigung von Leber, Milz und Nieren. Verbesserung der Verdauung. Kreuzdehnung.

9. Kreuzdehnung (Paschimottanasana)

»Paschima« bedeutet »Westen« (= Rückseite des Körpers). Bei dieser Übung wird der gesamte Rücken intensiv gedehnt.

Ausführung

22 Auf dem Boden sitzen, Beine ausgestreckt, einatmend Arme hochnehmen.

23 Ausatmend nach vorne hinuntergehen. Unterschenkel, Knöchel oder Zehen umfassen und flach weiteratmen (etwa 10 Atemzüge). Einatmend wieder hoch, die Arme nach oben strecken, die Wirbelsäule lang machen und noch einmal nach vorne hinuntergehen.

Affirmation

»Ich bin gesund. Alle meine inneren Organe arbeiten kräftig und normal miteinander.«

Wirkung

Dehnung des gesamten Rückens. Förderung der Verdauungstätigkeit und des Energieflusses in der Wirbelsäule.

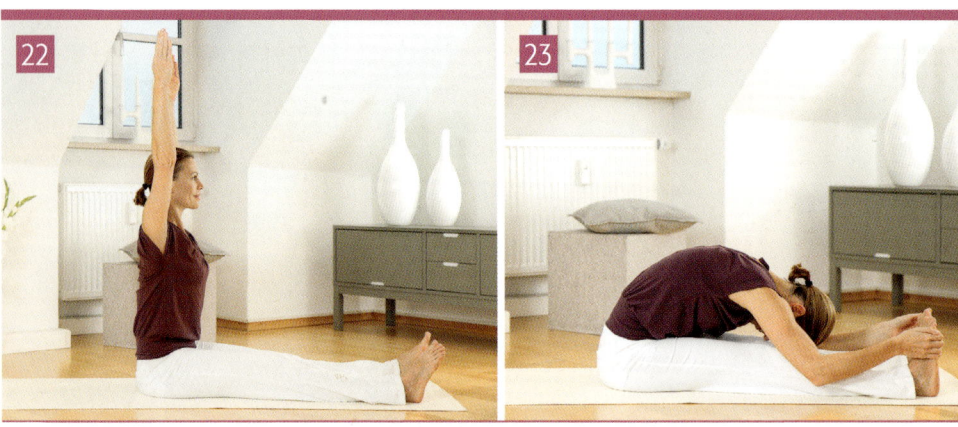

10. Übungen für die Kreuzregion

10a. Kreuzdehnung und -lockerung

Gerade stehen (Tadasana). Einatmend Arme hochnehmen,

24 ausatmend nach vorne hinuntergehen. Lassen Sie sich hängen und werden Sie im Kreuz locker.

25 Dann langsam wippend mit den Händen nach rechts neben den rechten Fuß wandern,

26 anschließend zum linken Fuß weiterwippen. Diese Bewegung insgesamt 7-mal wiederholen.

10b. Vierfüßlergang

27 Aufrecht stehen. Sich nach vorne hinunterbeugen, mit den Fingerspitzen oder Handflächen den Boden berühren, die Knie möglichst durchgestreckt halten. Mit durchgestreckten Knien im Vierfüßlergang herumgehen und spüren, wie es im Kreuzbereich »arbeitet«.

10c. Kreuzstärkende Übungen

Auf dem Boden knien, Hände im Vierfüßlerstand auf den Boden gestützt, Rücken gerade.

28 Einatmend Kopf heben und das rechte Bein nach hinten oben ausstrecken (»Die Katze streckt ihr Bein«).

29 Ausatmend den Kopf nach unten und das rechte Bein möglichst nahe zur Brust anziehen. Mit jedem Bein jeweils 7-mal üben.

30 Dann in der Ausgangsstellung einatmen, Kopf heben und Hohlkreuz machen, dabei die Lendenmuskeln anspannen.

31 Ausatmend Kopf nach unten und Katzenbuckel machen. 7-mal wiederholen.

Die Welle (Chakravakasana krama)

31 In der Ausgangsstellung Katzenbuckel machen und

32 ausatmend nach vorne hinuntergehen, über den Boden gleiten, ohne ihn zu berühren, und vorne wieder hochkommen, wie bei einer Welle. Nach hinten bewegen, Katzenbuckel machen und ausatmend wieder vorne hinunter gehen. 7-mal wiederholen.

Zum Abschluss (Dolasana)

33 Auf dem Bauch liegen, Arme nach vorne ausstrecken. Arme und Beine heben und vor- und zurückschaukeln.

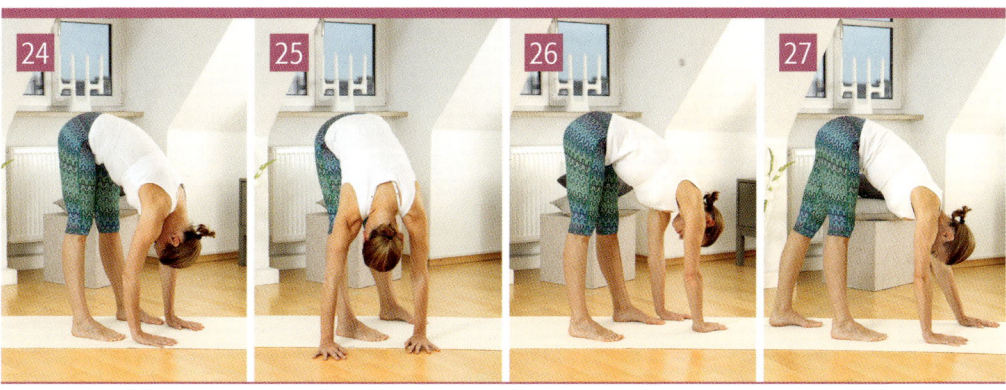

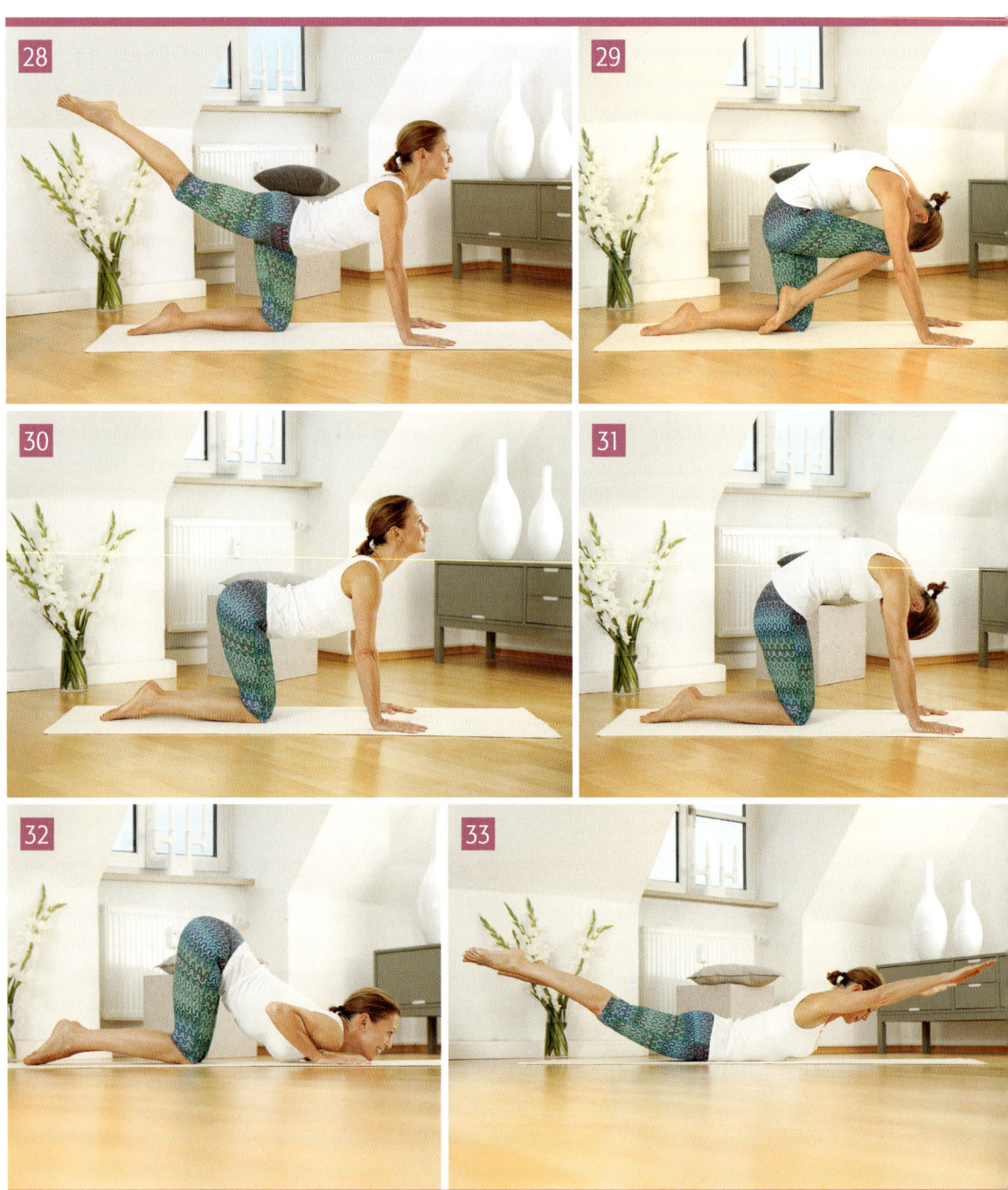

11. Kobra (Bhujangasana)

Ausführung

34 Auf dem Bauch liegen, Stirn auf die Hände legen, entspannen. Dann die Hände unter die Schultern schieben, Stirn auf den Boden. Langsam einatmend Kopf und Oberkörper mit der Kraft der Rückenmuskulatur vom Boden abheben (nur die Muskeln entlang der Wirbelsäule spannen an).

35 Wenn es geht, können Sie die Arme auch auf den Rücken legen, dabei umfasst die linke Hand das rechte Handgelenk. In die Flanken atmen (etwa 8 Atemzüge, Sarpasana).

36 Nun die Hände auf den Boden stützen und mit den Armen den Oberkörper vorsichtig so weit als möglich anheben. Am stärksten wird die Wirbelsäule dabei etwa auf Nabelhöhe gebogen. Spüren Sie bewusst, wie die Energie in der Wirbelsäule bis zur Schädeldecke aufsteigt. Alle Muskeln, die Sie nicht brauchen, locker lassen und weiter in die Flanken atmen (für etwa 10 Atemzüge).
Langsam wieder auf dem Boden ablegen, entspannen – und die beiden Übungen noch 1-mal wiederholen.

37 Beim zweiten Mal nicht wieder zum Boden zurückkehren, sondern das Gesäß nach hinten

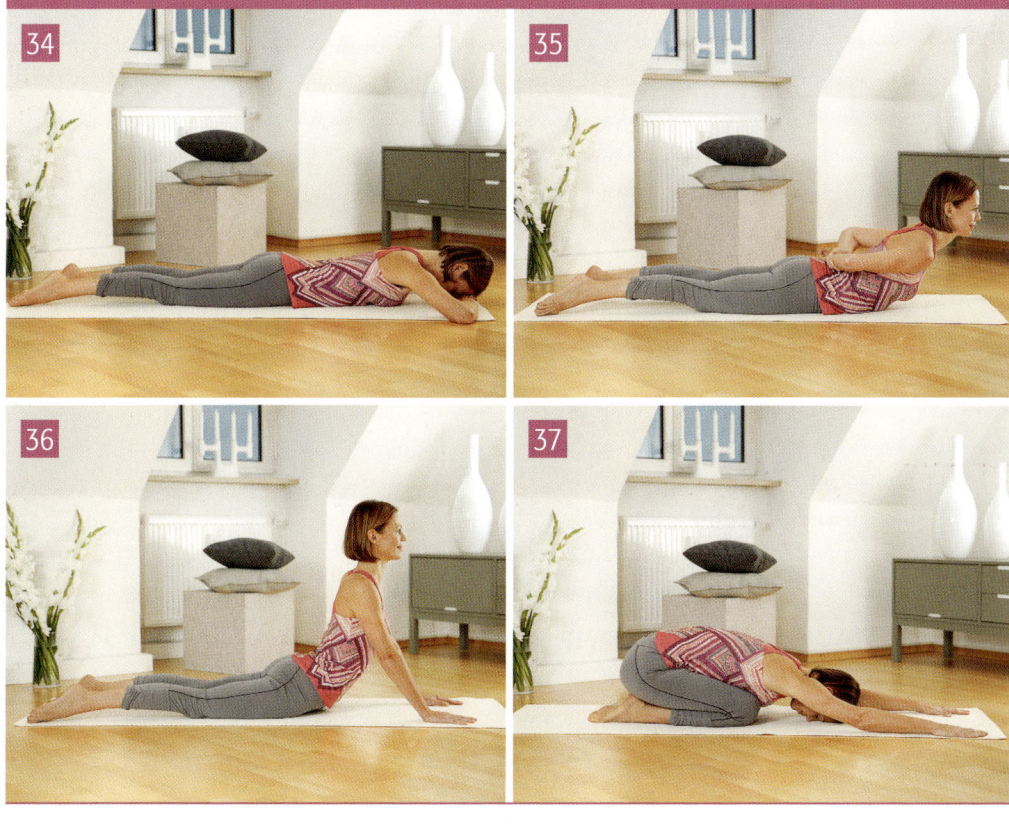

oben heben, den Körper strecken und nach hinten lang machen wie eine Katze, sich langsam auf die Fersen setzen und aufrichten (Fersensitz, Vajrasana).

In den Sprung- und Kniegelenken bewusst locker lassen, gerade sitzen und in den Bauch hineinatmen (für etwa 8 Atemzüge).

Affirmation

»Mein ganzes Nervensystem ist voller Nervenkraft.«

Anmerkung: Anfangs kann der Fersensitz Schwierigkeiten bereiten – bis sich Knie- und Sprunggelenke allmählich angepasst haben.

Wirkung

Kräftigung der gesamten Wirbelsäule, Justierung der kleinen Wirbelgelenke. Stärkt die Rückenmuskeln. Massage der Bauchorgane und der Nieren. Erhöht die Nervenkraft im Rückenmark. Ausweitung des Brustkorbes.

12. Drehsitz-Varianten

12a. Einfacher Drehsitz (Vakrasana)

38 Sitzen Sie gerade, die Beine ausgestreckt. Stellen Sie den rechten Fuß neben das linke Knie.

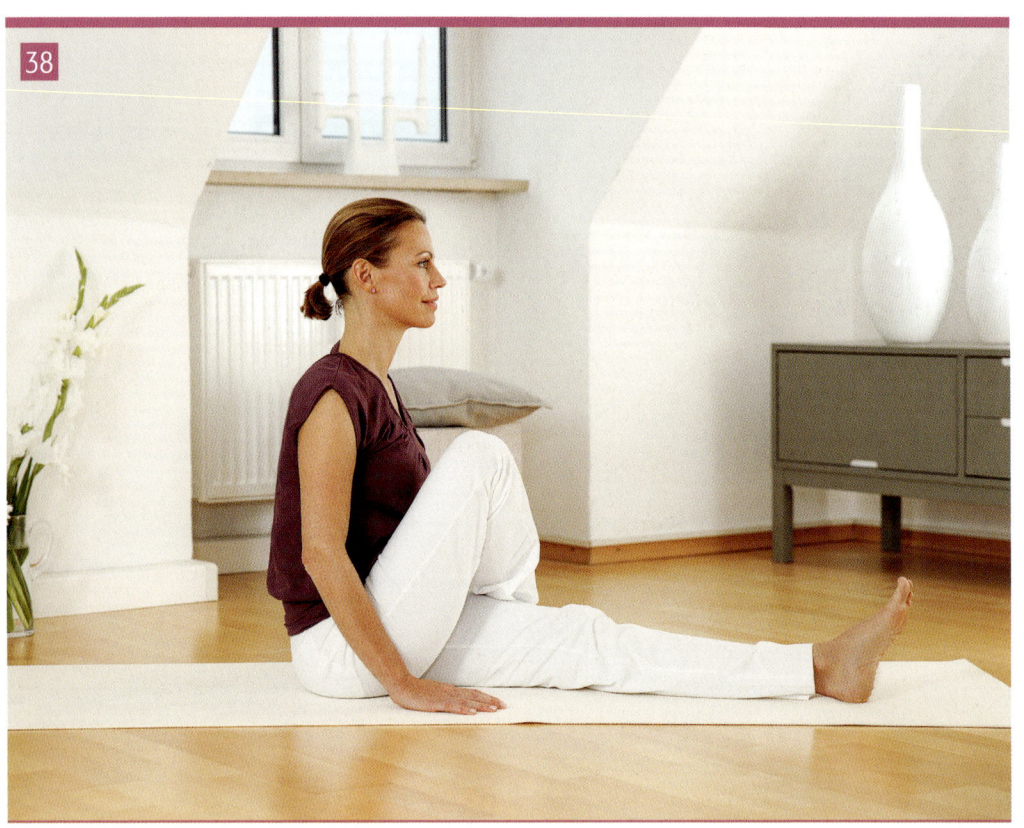

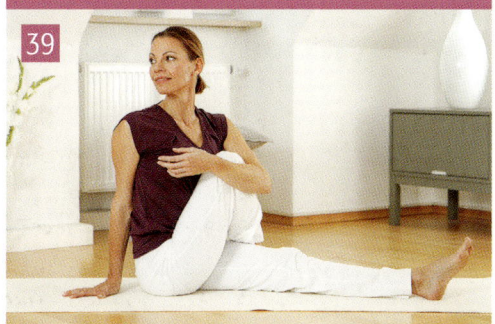

39 Drehen Sie nach rechts, das rechte Knie mit dem linken Arm umfassen, an den Körper heranziehen und in den Bauch hinein, gegen den rechten Oberschenkel atmen (für etwa 10 Atemzüge).
Langsam zurückkommen, die Beine wechseln. Nach der anderen Seite üben.
Noch 1-mal wiederholen.

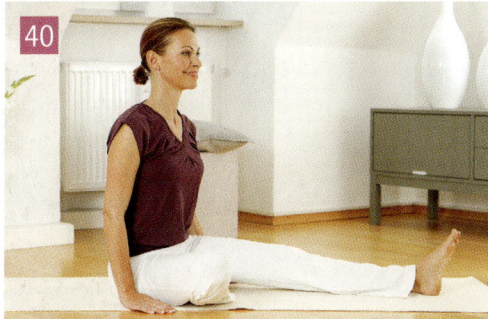

12b. Drehsitz mit angewinkeltem Bein (Ardha Matsyendrasana)

40 Sitzen Sie gerade, die Beine sind ausgestreckt. Bringen Sie den linken Fuß unter dem rechten Bein hindurch bis neben ihre rechte Hüfte.
41 Den rechten Fuß neben das linke Knie stellen.
42 Drehen Sie sich nach rechts. Mit dem linken Arm das rechte Knie umarmen (oder den linken Arm über das Knie legen und sich am Knöchel abstützen) und bewusst in den Unterbauch gegen den rechten Oberschenkel atmen (für etwa 10 Atemzüge).
Langsam zurückkommen, Beine wechseln und zur anderen Seite hin üben. Nach jeder Seite 2-mal wiederholen.

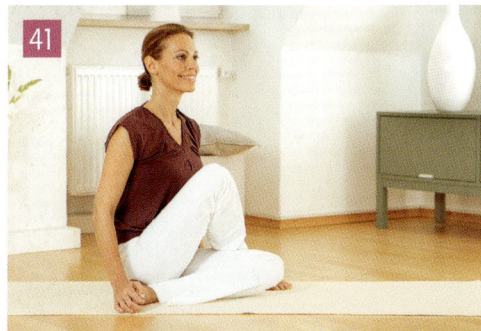

Affirmation
»Mein ganzes Nervensystem ist voller Lebenskraft.«

Wirkung
Eine der wichtigsten Übungen für die Wirbelsäule, lockert vor allem Verspannungen im Kreuz. Kräftigt das Verdauungssystem, vor allem die Dickdarmtätigkeit, und fördert den Energiefluss im Rückenmark.

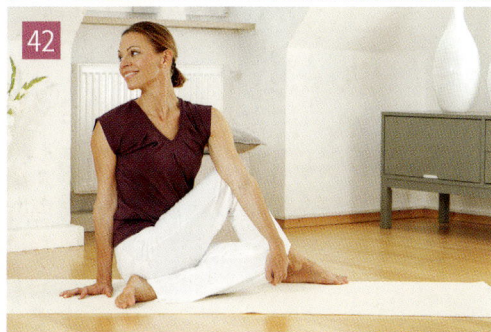

13. Rudern (Naukasana)

Ausführung

43 Gerade sitzen, Beine ausstrecken. Den Oberkörper leicht nach hinten neigen, Beine heben, Arme ausstrecken, Hände zu Fäusten ballen.
44 Rudern wie in einem Boot.
Übung 10-mal wiederholen. Beine senken, auf den Boden bringen, durchatmen – und noch einmal 10-mal wiederholen.

Affirmation

»Ich bin stark im Körper und in der Seele.«

Wirkung

Stärkung der Bauchmuskulatur, Kräftigung des Verdauungssystems. Setzt Energie aus dem Sonnengeflecht frei. Hilfreich gegen Darmbeschwerden.
Eine starke Bauchmuskulatur führt auch zu einer besseren Körperhaltung.

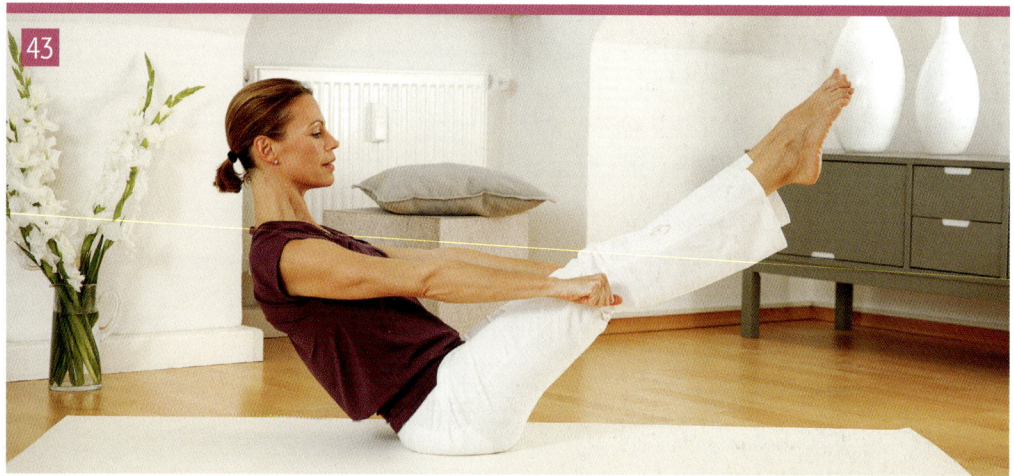

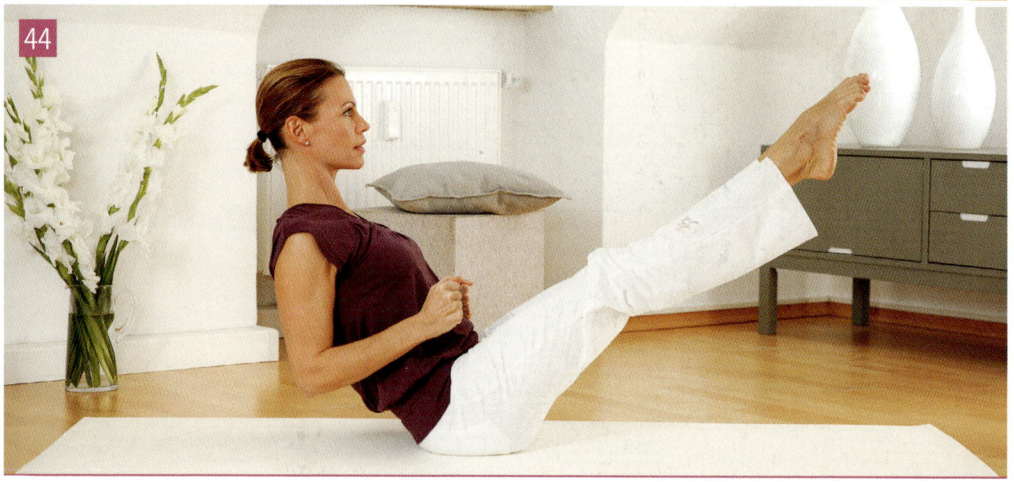

14. Anantasana

Ausführung

45 Bequem auf der linken Seite liegen, Beine gestreckt. Den Kopf auf die linke Hand stützen, die linke Hand liegt auf dem linken Oberschenkel.

46 Das rechte Bein heben, mit der rechten Hand hinauffahren (so weit Sie kommen), Unterschenkel, Knöchel oder Fuß umfassen und festhalten. Die Augen schließen, im Körper sein und in die rechte Flanke atmen (für etwa 10 Atemzüge).

Langsam das rechte Bein senken, durchatmen und die Übung noch einmal wiederholen.

Das Bein wieder senken. Legen Sie sich auf den Rücken und entspannen Sie.

Dann auf die rechte Seite drehen und die Übung 2-mal mit dem linken Bein wiederholen.

Anschließend auf den Rücken legen, entspannen und die Wärme in den Flanken spüren.

Affirmation

»Meine Anwesenheit im Körper bedeutet Form und Schönheit, Kraft und Gesundheit.«

Wirkung

Kräftigung der Flankenmuskulatur. Verbesserte Beweglichkeit der Hüftgelenke. Fördert die Tätigkeit des Dickdarmes, der beidseits in der Flankengegend verläuft (daher heilsam bei Reizdarmsyndrom). Auch gut wirksam gegen Rückenbeschwerden.

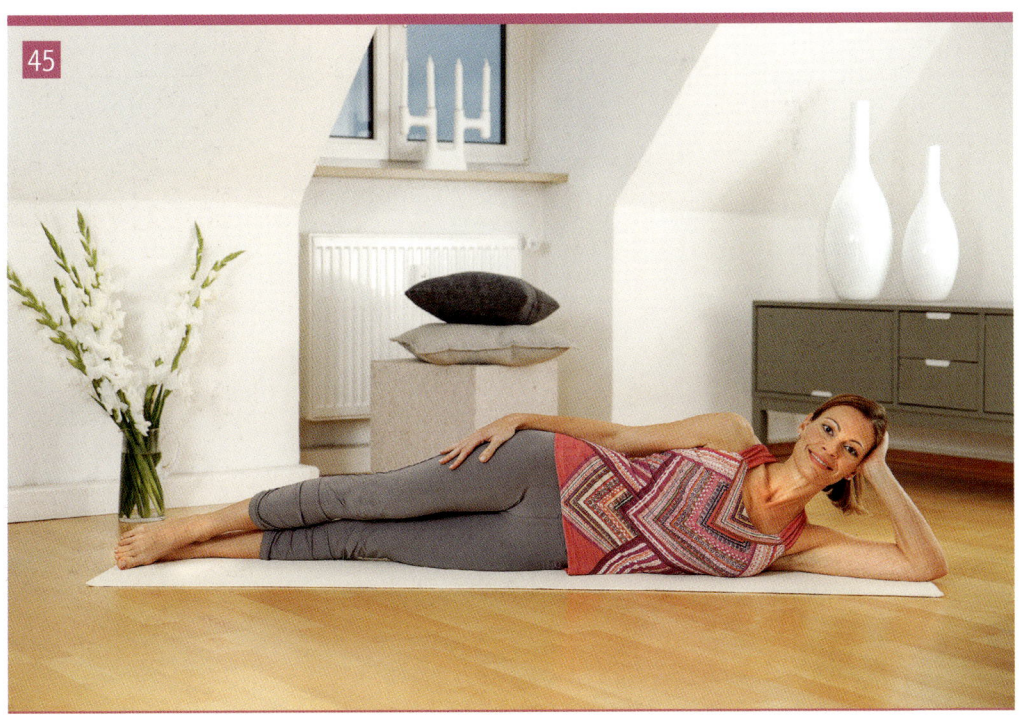

45

15. Pavanamuktasana

Ausführung

47 Auf dem Rücken liegen. Das linke Bein anziehen, das Kniegelenk umfassen, an den Körper ziehen und bewusst in den Unterbauch gegen den linken Oberschenkel atmen (für etwa 10 Atemzüge). Dann das Bein wieder zurück zum Boden bringen, kurz entspannen – und nochmals wiederholen. Anschließend mit dem rechten Bein üben, ebenfalls 2-mal.

48 Beide Beine anziehen, Knie umfassen, an den Körper heranziehen und bewusst in den Bauch hinein gegen die Oberschenkel atmen (für etwa 10 Atemzüge). Beine wieder zurück zum Boden bringen und die Wärme im Verdauungssystem spüren.

49 Beide Beine anziehen, Knie umfassen und vor- und zurückrollen. Etwa 10-mal, entspannen und nochmals wiederholen.

Affirmation

Diese Übung dient der inneren Reinigung. Sie fördert die Verdauungstätigkeit: »Ich bin rein im Körper und in der Seele.«

Wirkung

Kräftigung und bessere Durchblutung des Verdauungssystems, Anregung der Darmtätigkeit, innere Reinigung. Ausgleichend bei Darmbeschwerden.

Das Vor- und Zurückrollen massiert die Wirbelsäule und lindert Rückenbeschwerden.

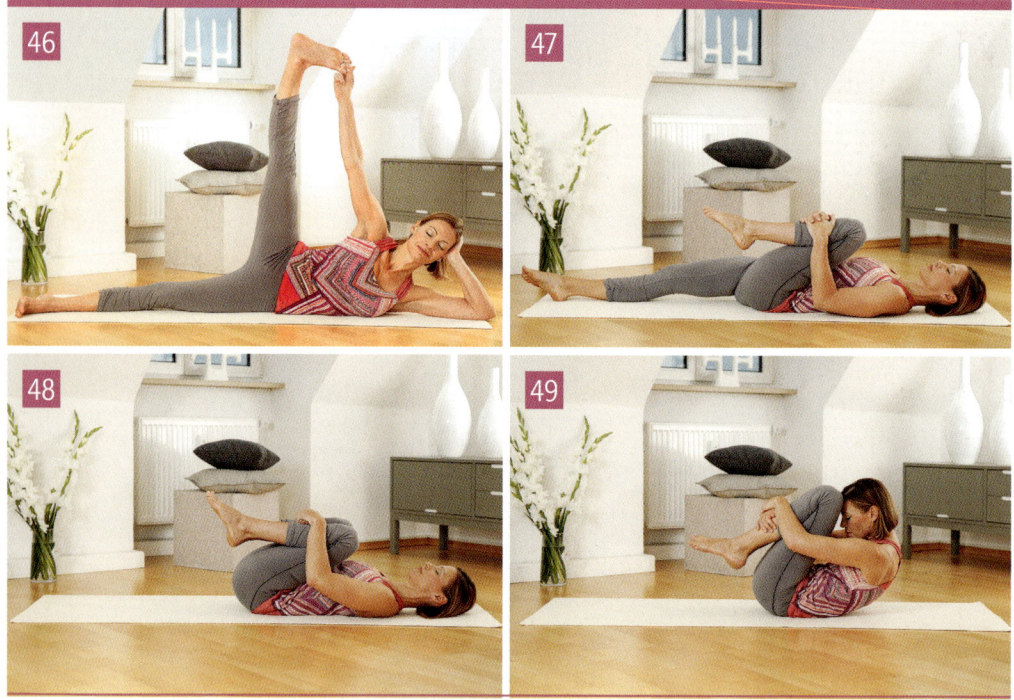

16. Drehübung im Liegen

Ausführung

50 Auf dem Rücken liegen und entspannen. Auf die linke Seite drehen, die Beine leicht anziehen, die linke Hand auf das rechte Knie legen, die rechte Hand vor dem Gesicht auf den Boden.

51 Mit der linken Hand das rechte Knie festhalten und den Körper zusammen mit dem rechten Arm in einem weiten Bogen nach rechts bewegen. Die ganze Wirbelsäule dreht dabei auf und der Kopf geht mit nach rechts. Im Kreuz und in der Wirbelsäule locker lassen. Die Augen schließen, im Körper sein und in die rechte Flanke atmen (für etwa 10 Atemzüge). Langsam wieder mit dem rechten Arm zurückkommen, sich auf den Rücken legen und entspannen. Dann auf die rechte Seite drehen und die Übung zur anderen Seite hin wiederholen. Insgesamt 2-mal zu jeder Seite üben.

Affirmation

Die Wärme in der Wirbelsäule bis hinauf zum Kopf spüren: »Ich bin elastisch in jedem Wirbel meines Rückens, in jedem Gelenk und in jedem Muskel meines Körpers.«

Wirkung

Justierung der Wirbelgelenke der gesamten Wirbelsäule. Löst Blockaden, beseitigt Verspannungen der Rückenmuskulatur und fördert den Energiefluss im Rückenmark.

17. Halbe Kerze (Viparita Karani)

Anmerkung: Ich empfehle zunächst nur die halbe Kerze, um die Halswirbelsäule und die oft verkürzte Nackenmuskulatur zu schonen.

Ausführung

Auf den Rücken legen und entspannen. Die Handflächen auf den Boden stützen.

52 Langsam die Beine heben, über den Kopf bringen, Becken stützen und in den Bauch hineinatmen. Bei der halben Kerze bildet der Rücken etwa einen Winkel von 45° zum Boden und die Beine befinden sich etwa in einem

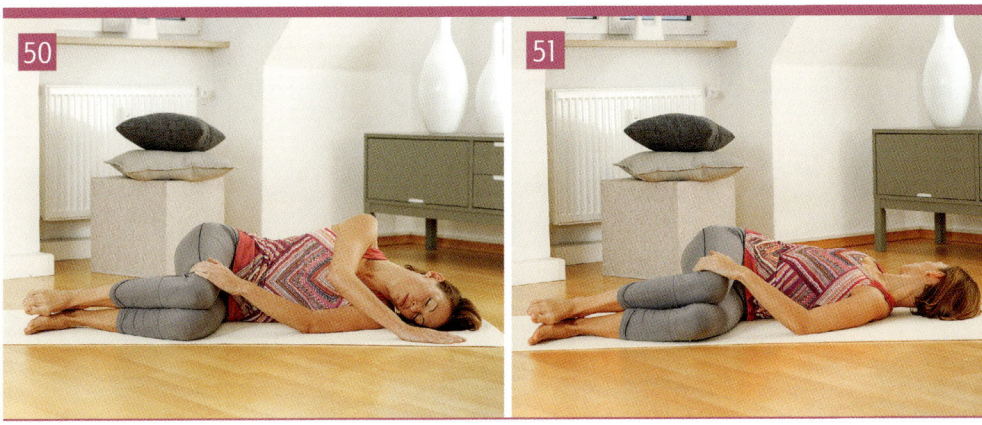

90°-Winkel zum Rumpf. Für etwa 10–15 Atemzüge halten.
Langsam Wirbel für Wirbel zum Boden zurückkehren und entspannen – dann die Übung
noch 1-mal wiederholen.

Affirmation
»Meine Anwesenheit im Körper bedeutet Form
und Schönheit, Kraft und Gesundheit.«

Wirkung
Die Yogis sagen, diese Übung sei eine der größten Wohltaten für den ganzen Körper. Sie soll
ein Universalheilmittel für die meisten Krankheiten sein. Bessere Durchblutung des Gehirns und
der Hirnanhangdrüse (Hypophyse), dadurch
Anregung auch der anderen Hormondrüsen des
Körpers. Außerdem direkte ausgleichende Wirkung auf Schilddrüse und Nebenschilddrüsen
im Halsbereich. Förderung des Energieflusses
vom Rückenmark zum Gehirn.

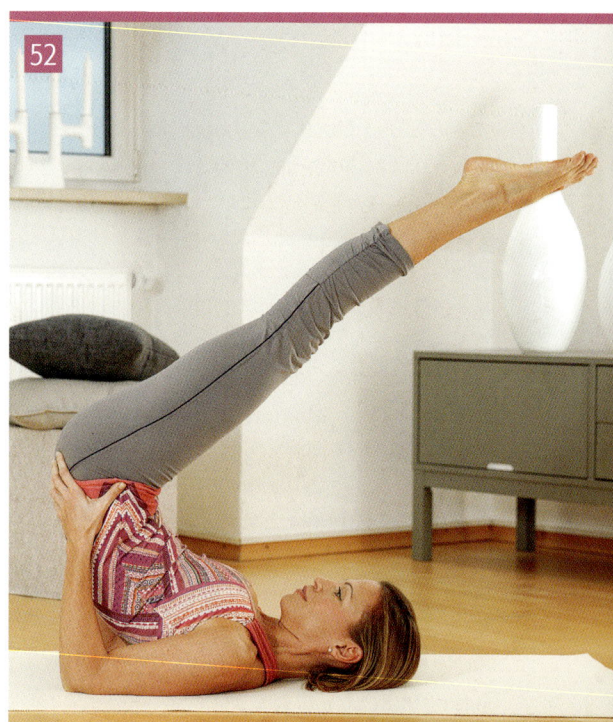

18. Übung der Energielenkung

Sonnenkraftentwicklung
53 Auf dem Rücken liegen und entspannen.
Die Hände direkt unterhalb des Brustkorbs auf
den Bauch legen (Sonnengeflecht). Die Augen
schließen und bewusst durch die Nase atmen.
Die Energie bewusst durch die Nase hindurch
bis in die Hände atmen. Beim Ausatmen die
Energie von den Handflächen aus in den Oberbauch (Sonnengeflecht) abstrahlen. Konzentrieren Sie sich, die Energie folgt den Gedanken.
Spüren Sie mit jedem Atemzug, wie das Sonnengeflecht im Oberbauch wärmer und wärmer
wird. Etwa 5 Minuten.

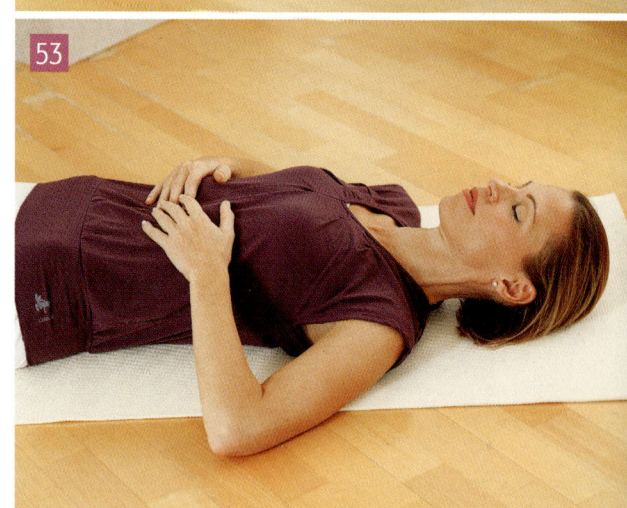

Übungen für jeden Tag

»Was du ererbt von deinen Vätern hast, erwirb es, um es zu besitzen!« (Goethe, Faust)

Übung heißt ständige Wiederholung. Dazu braucht man Geduld und Ausdauer. Die Natur stellt alles für uns bereit: Talente, Begabungen, Weisheit, Naturgesetze – aber ganz ohne Eigenleistung können wir nicht darüber verfügen. Es will erst alles angewendet und entwickelt (oder noch besser: »ausgewickelt«) werden. Man kann nicht sagen: »Yoga hat mir nichts gegeben«, wenn man nicht übt. Nicht umsonst heißt es: »Übung macht den Meister« – und es dauert lange, bis man ein Meister wird. Im Sport benötigt der Athlet durchschnittlich zwölf Jahre (!), bis er seine Höchstform erreicht. Wenn man nicht übt, wird man also auch keinen Millimeter vorwärtskommen!

Übungsprogramm

Es kommt natürlich auf die Zeit an, die Sie für ein Yoga-Übungsprogramm aufwenden können und wollen. Yoga bedeutet Konzentration auf das Wesentliche. Sie müssen in Ihrem Leben Unwesentliches weglassen, um Zeit für das Wesentliche zu haben. Wenn Sie nur wenig Zeit aufwenden können (15–30 Minuten), gibt es die Möglichkeit, zum Beispiel mit einem »Kurzprogramm« zu beginnen:

Yoga-Kurzprogramm
- Entspannung (Savasana)
- Atemübung
- Drehübung im Liegen
- Pendelatmung
- Stille-Übung (Meditation)

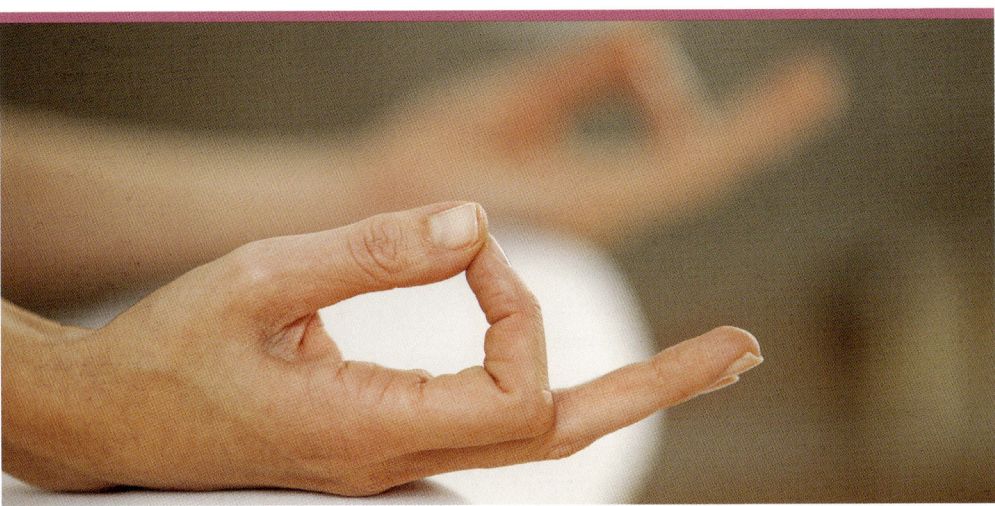

Das Chinmudra

Wenn Sie Zeit für eine »richtige« Yogastunde (ca. 60 Minuten) haben, könnten Sie folgendes Übungsprogramm durchführen (aber auch jedes andere Übungsprogramm nach den Angaben in diesem Ratgeber). Für jede Übung braucht man etwa 5 Minuten.

1. Savasana (Entspannung, aktive Ruhe)

»Ich bin ruhig, ich bin friedlich, ich bin harmonisch, ich bin es bewusst.« 5 Minuten (S. 30 f., S. 50)

2. Atemübungen

a. Dreiteilige und vollständige Yogi-Atmung
   »Ich strahle Ruhe und Frieden aus wie eine Sonne, wo immer ich bin.« 3-mal/7-mal (S. 32 f.)
b. Atem anhalten mit eingeatmeter Lunge
   »Ich entwickle Willenskraft von Moment zu Moment.« 2-mal 7 bis 14 Sekunden (S. 33)
c. Atem anhalten mit ausgeatmeter Lunge
   »Ich entwickle Widerstandskraft von Moment zu Moment.« 2-mal 7 bis 14 Sekunden (S. 33)

3. Energie-Aufladeübungen

»Meine Anwesenheit im Körper bedeutet Kraft, Stabilität und Gesundheit.« 6-mal (S. 51 f.)

4. Janu Sirsasana
(Knie-Kuss, Dehnung der Wirbelsäule)

»Meine Anwesenheit im Körper bedeutet Form und Schönheit, Kraft und Gesundheit.« Je 2-mal (S. 58 f.)

5. Bhujangasana (Kobra)

»Mein ganzes Nervensystem ist voller Nervenkraft.« 2-mal (S. 62 f.)

6. Vakrasana (Drehübung im Sitzen)

»Mein ganzes Nervensystem ist voller Lebenskraft.« Je 2-mal (S. 63 f.)

7. Anantasana

»Meine Anwesenheit im Körper bedeutet Form und Schönheit, Kraft und Gesundheit.« Je 2-mal (S. 66)

8. Drehübung im Liegen (Wirbelsäule)

»Ich bin elastisch in jedem Wirbel meines Rückens, in jedem Gelenk und in jedem Muskel meines Körpers.« Je 2-mal (S. 68 f.)

9. Viparita Karani (halbe Kerze)

»Meine Anwesenheit im Körper bedeutet Form und Schönheit, Kraft und Gesundheit.« 2-mal (S. 68 f.)

10. Nadi Sodhana (Pendelatmung)

»Ich ruhe vollkommen in meinem inneren Gleichgewicht.« Je 7-mal (S. 34)

11. Meditation, Stille-Übung

»Ruhe, Frieden, Harmonie«. Die innere Stille erleben. 5 Minuten (S. 34 f.)

12. Savasana (Entspannung, aktive Ruhe)

»Ich bin ruhig, ich bin friedlich, ich bin harmonisch, ich bin es bewusst.« 5 Minuten (S. 30 f., S. 50)

> »Derjenige ist ein wirklich geistiger Mensch, der einen unerschütterlichen Glauben an sich selber hat und fähig ist, diesen auch in seinen einfachsten Gedanken und täglichen Handlungen zu verwirklichen.«
>
> Selvarajan Yesudian

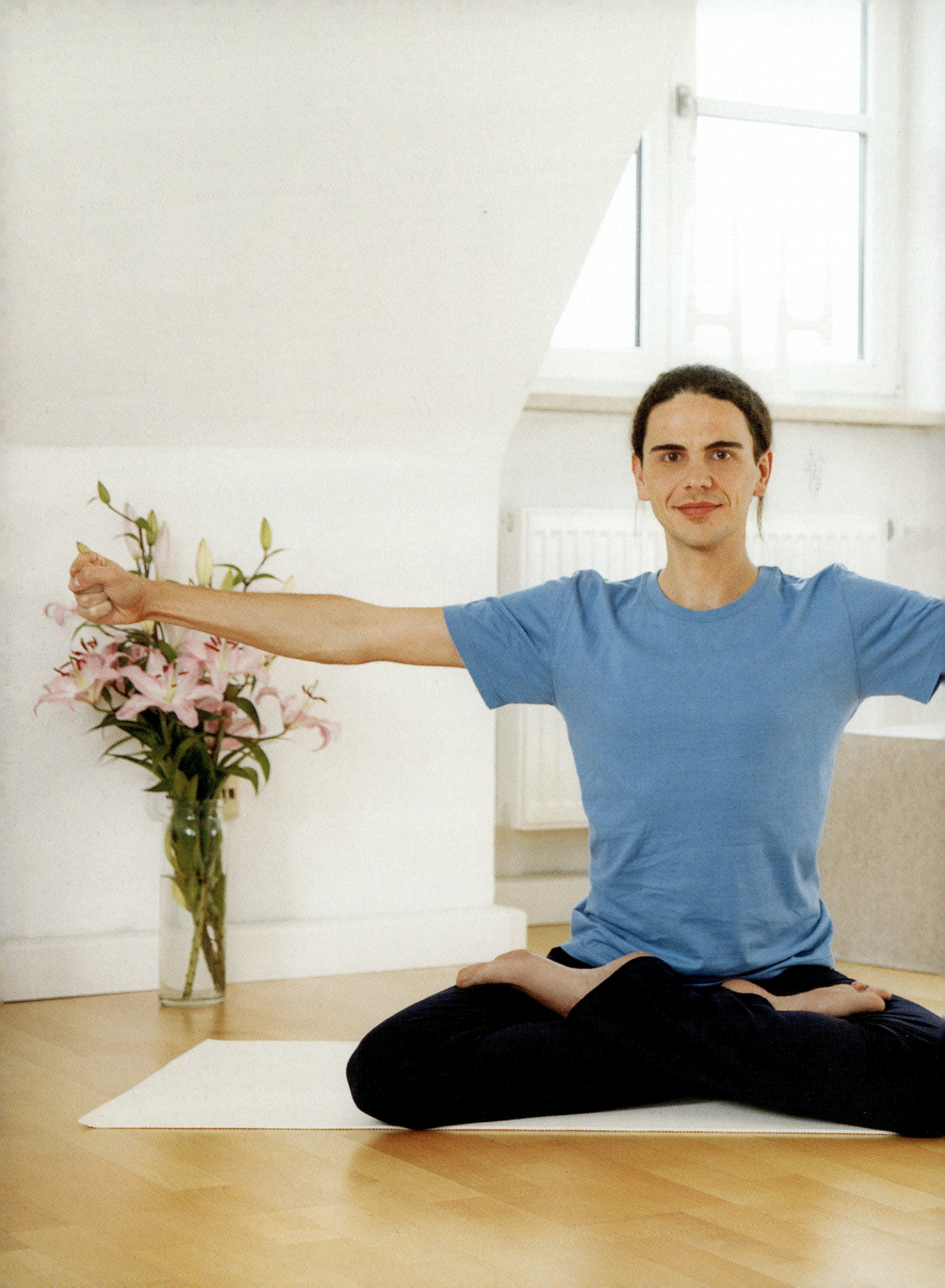

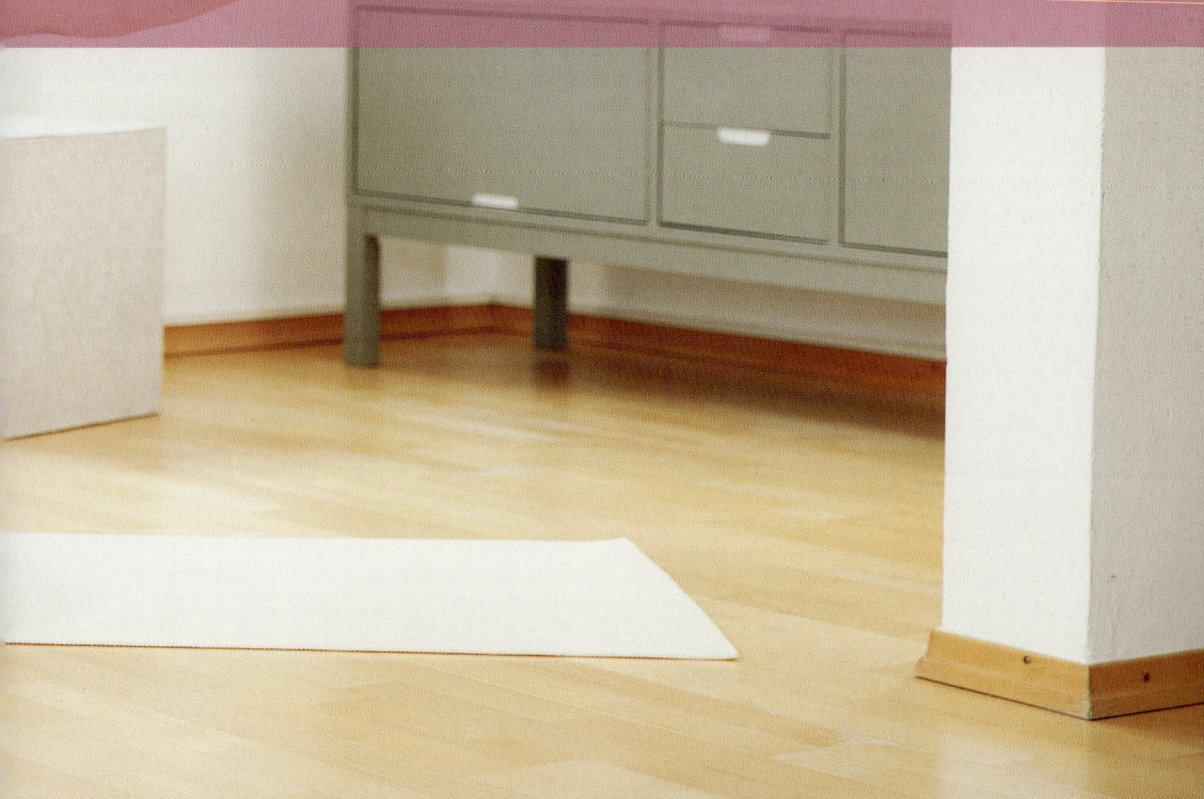

Yoga bei verschiedenen Krankheiten

Heilung ist der Weg von der Krankheit zur Gesundheit. Da sich Krankheiten immer auf verschiedenen Ebenen abspielen, muss auch die Heilung auf diesen Ebenen von Körper, Seele und Geist stattfinden. Es gibt zwar keine speziellen Yoga-Übungen ganz gegen bestimmte Krankheiten, aber man kann in den Yoga-Übungsreihen Schwerpunkte setzen, die die Heilung bestimmter Krankheiten fördern.

Wichtige Hinweise

»Der Mensch ist Geist, der einen Körper hat.«
Das ist die wichtigste Botschaft des Yoga – und inzwischen auch die der Hirnforschung, der Genetik und Epigenetik sowie allmählich auch die der Medizin und Psychologie. Außerdem hat die Quantenphysik diese Verbindung schon lange erkannt, genau wie die sich allmählich entwickelnde Quantenphilosophie. Mit Protonenbeschleunigern (Cern, Schweiz) experimentiert man mit atomaren Teilchen und hat erst kürzlich das Higgs-Boson oder Higgs-Teilchen entdeckt, in dessen Umfeld die Umwandlung von Energie in Masse stattfindet. Da dies dem Vorgang der Schöpfung gleicht, hat man diese Teilchen sogar als »Gottesteilchen« bezeichnet. Wenn man bedenkt, dass auch unser Körper aus Atomen besteht und dass alle diese Teilchen einen sogenannten »Spin« (Eigendrehimpuls) haben, der durch das Bewusstsein beeinflusst werden kann – dann haben wir auch wissenschaftlich die Verbindung zwischen Geist (Spirit) und Körper. Und diese Verbindung ist bei der Heilung von sehr großer Bedeutung.

Yoga ist eine altbewährte psycho-physische Methode, die Geist (Spirit), Seele und Körper miteinander in Einklang bringt. Besonders wichtig ist es, die gestörten Energiefelder, die »Löcher« im energetischen Hintergrund (Energiekörper) der Körperzellen, wieder in Ordnung zu bringen. Dabei spielt das Bewusstsein eine große Rolle. Gefühle wie Hoffnung, Glaube, Optimismus sind für die Heilung wichtige Voraussetzungen – und man sollte sie nicht zerstören. Das könnte zum Beispiel durch eine übertriebene, manchmal als »eiskalt« bezeichnete Aufklärung, besonders bei Tumorerkrankungen, geschehen. Auch ein unkritisches Surfen im Internet kann bei der Suche nach Informationen über Krankheiten zum Verlust des klaren Denkens führen. Denn im Internet fehlt die Wertung – und das kann zu Unsicherheit und zum Verlust des Vertrauens auf die Heilung führen oder dazu, dass man sich Krankheiten einbildet, die man gar nicht hat.

Alles hat eben Vor- und Nachteile. Man sollte so intelligent sein, die Vorteile der modernen Informationsmöglichkeiten zu nutzen, ohne Opfer ihrer Nachteile zu werden. Es hat schon seinen Grund, warum ein Arzt zwölf Semester studieren muss und dann noch mindestens sechs Jahre braucht, um sich einigermaßen mit Krankheiten und deren Heilung auszukennen. Diese Erfahrung kann man nicht durch das Internet ersetzen.

Vor allem sollten Sie das Wort »alternative Medizin« meiden, denn »alternativ« heißt »entweder … oder«. Das lässt keine vernünftige Abstimmung der Methoden zu. Es schafft Scheuklappen, die die Sicht auf die Realität versperren. Das ist für einen modernen, aufgeschlossenen Menschen nicht die richtige Einstellung.

Wichtig ist, dass man die (Hoch-)Schulmedizin wieder mehr schätzt und nicht alles für selbstverständlich nimmt, was heute durch die Medizin alles möglich ist. Man sollte auf jeden Fall nicht aufgrund irgendeiner Ideologie eine schwere Krankheit übersehen. Daher ist am Anfang immer eine wissenschaftlich gestellte Diagnose wichtig.

Danach erfolgt eine möglichst individuelle, an die Persönlichkeit des Patienten und an den Schweregrad und Verlauf der Krankheit angepasste Behandlung. Dabei sollte immer eine abgestufte Palette von Behandlungsmöglichkeiten berücksichtigt werden, da sich Krankheiten stets auf verschiedenen Ebenen abspielen. Hier hat Yoga eine sehr große Bedeutung, denn es wirkt auf den verschiedenen Ebenen von Geist (Spirit), Seele und Körper. Durch Yoga werden alle Körperzellen und Gewebe mit Geist (Spirit) durchtränkt und dadurch in ihrer Qualität verbessert. Das ist eine wichtige Voraussetzung für die Heilung und verbessert auch die Wirkung der notwendigen Medikamente – und man sollte nur die Medikamente einnehmen, die wirklich notwendig sind. Dabei hilft das Gespräch mit dem Hausarzt, um Notwendigkeit und Dosierung immer wieder an den aktuellen Stand der Krankheit anpassen zu können.

Sie selbst können und sollten die richtige Einstellung entwickeln, um mit Ihrer Krankheit richtig umzugehen. Dazu gehört neben einer optimistischen Lebenseinstellung eine richtig dosierte (moderate) körperliche Aktivität und eine gesunde Ernährung.

Da aber auch eine noch so »gesunde« Ernährung heutzutage Schwachpunkte aufweisen kann und Krankheiten den Bedarf an bestimmten Mikronährstoffen zusätzlich erhöhen, entstehen oft Mangelzustände, die man gezielt ausgleichen sollte, um die Heilung zu fördern. Diese moderne Art der Mikronährstofftherapie nennt man auch »Metabolic Tuning«. Sie unterstützt die Optimierung des Stoffwechsels durch gezielte und labordiagnostisch kontrollierte Ergänzung von Mikronährstoffen.

Und nun kommt noch Yoga dazu. Machen Sie Yoga zu einem festen Bestandteil Ihres Lebens. Sie können Ihrer Gesundheit keinen besseren Dienst erweisen.

Hinweis

Wenn ich mir nun anmaße, einige Beispiele für mögliche Yoga-Übungsreihen bei einigen ausgewählten Krankheiten zu geben, so möchte ich unbedingt darauf hinweisen, dass dies nur Vorschläge sein können und dass es sich um eine subjektive Auswahl handelt. Es gibt keine speziellen Yoga-Übungen für bestimmte Krankheiten, sondern nur Empfehlungen.

Sie können auch andere Übungen mit der vorgeschlagenen Übungsreihe kombinieren. Dabei beachten Sie einfach die Grundprinzipien für den Aufbau einer Yoga-Übungseinheit:

Aufbau einer Yoga-Übungseinheit

- Entspannung
- Atmung
- Übungen im Stehen
- Übungen für die Wirbelsäule
  Beugen nach vorne (z. B. Knie-Kuss)
  Beugen nach hinten (z. B. Kobra)
  Drehübung nach rechts und links
- Umkehrhaltung (z. B. Halbe Kerze)
- Atmung
- Meditation
- Entspannung

Hören Sie auch auf Ihren Körper! Denn der Körper entwickelt eine eigene innere Intelligenz (somatische Intelligenz) und das Gefühl dafür, welche Yoga-Übungen für Sie besonders wohltuend sind.

Bluthochdruck

Die Normalwerte des Blutdrucks liegen bei 120–140 mm Hg systolisch (oberer Wert) und 80–90 mm Hg diastolisch (unterer Wert). Bei älteren Menschen sind auch etwas höhere Blutdruckwerte noch nicht bedenklich, sofern keine Krankheit (Herz) vorliegt. Bei älteren Menschen kann infolge der Verhärtung der Blutgefäße (Arteriosklerose) ein etwas höherer Blutdruck sogar notwendig sein, um die Durchblutung der Organe (Herz, Gehirn, Nieren) zu gewährleisten. Umfangreiche Studien haben ergeben, dass etwa 30 bis 45 % der Menschen einen hohen Blutdruck haben. Wegen der möglichen Folgeerkrankungen (Herzinfarkt, Schlaganfall, Arteriosklerose, Demenz) ist es wichtig, den Blutdruck möglichst in den Normbereich zu senken – und zwar in Zusammenarbeit mit dem Hausarzt!

Bei jedem neu entdeckten hohen Blutdruck sollten Untersuchungen über eine organische Ursache durchgeführt werden. Allerdings findet man nur bei etwa 10 % der Fälle eine Ursache, die man direkt beseitigen kann (z. B. Verengung einer Nierenarterie, Schilddrüsenüberfunktion,

TIPP Man sollte den Blutdruck nicht nur im Sitzen, sondern auch im Stehen messen. Denn durch gefäßerweiternde Medikamente kann der Blutdruck im Stehen deutlich absinken, was zu Durchblutungsstörungen, vor allem des Gehirns, führen kann.

TIPP Bevor man die umfangreichen Untersuchungen zur Abklärung eines hohen Blutdrucks auf sich nimmt, sollte überlegt werden, ob die Ursache nicht vielleicht im Lebensstil begründet ist (Stress; Hormone: Östrogene, »Pille«). Wenn der Blutdruck auch nach Weglassen dieser Störfaktoren noch erhöht ist, sollte man eine konsequente Hochdruckabklärung durchführen.

Überfunktion der Nebennieren u. a.). Die übrigen 90 % bezeichnet man als essenzielle Hypertonie, als Bluthochdruck, für die man (bis jetzt) noch keine Ursache gefunden hat.

Lebensstil

Für Menschen mit Bluthochdruck sind die wichtigsten Allgemeinmaßnahmen: Entspannung, Stressabbau und entspannende Ausdauerbewegung mit niedriger bis mittlerer Intensität (Spaziergänge, Walking, Waldlauf, Radfahren, Tanzen u. a.), in einem Tempo, bei dem man sich noch gut unterhalten kann.
Außerdem wird eine gesunde Ernährung mit erhöhtem Konsum von Gemüse, Früchten und Milchprodukten mit niedrigem Fettgehalt empfohlen. Die Kochsalzzufuhr sollte auf 5–6 Gramm pro Tag beschränkt werden. Die wichtigste Empfehlung bei gleichzeitigem Vorliegen von Bluthochdruck und Übergewicht

ist eine Gewichtsabnahme! Oft genügt es schon, einige Kilogramm abzunehmen, um den Blutdruck deutlich zu senken. Ziel sollte es aber sein, Normalgewicht zu erreichen, das, je nach Lebensalter, bei einem Body-Mass-Index (BMI) von etwa 25 kg/m^2 liegt.

Der Grad des Übergewichtes wird meist mithilfe des Body-Mass-Index (BMI) ausgedrückt. Um den BMI zu berechnen, nimmt man die Körpergröße in Metern (z. B. 1,70 m) und multipliziert sie mit sich selbst (z. B. 1,7 m × 1,7 m = 2,89 m^2). Dann teilt man das Körpergewicht in Kilogramm (z. B. 80 kg) durch diesen Wert und erhält so einen BMI von z. B. 27,68 kg/m^2. Das wäre dann laut Tabelle (siehe unten) ein ganz »normales« Übergewicht als Ausgangslage.

Body-Mass-Index (kg/m^2)

16,0 – 18,5	Untergewicht
18,5 – 25,0	**Normalgewicht**
25,0 – 30,0	Übergewicht
30,0 – 35,0	Adipositas Grad I
35,0 – 40,0	Adipositas Grad II
über 40,0	Adipositas Grad III

Nun sollte man sich ein Ziel setzen, das man auch erreichen kann – und das wäre am besten das »Normalgewicht«, denn das hat auch die besten Auswirkungen auf die Gesundheit. Die Gewichtsabnahme wird durch regelmäßige körperliche Aktivität erleichtert, z. B. durch einen flotten täglichen Spaziergang von etwa 30 Minuten. Auch ein zusätzliches, richtig dosiertes

Rauchen

Raucher sollten unbedingt aufhören zu rauchen, denn wenn sie das nicht tun, nützen weder Ernährungsumstellung noch Bewegung noch Yoga. Man kann durch keine Methode die über 2000 krebserregenden Stoffe im Tabakrauch neutralisieren! Außerdem verengt Nikotin die Blutgefäße, was einer Blutdrucksenkung entgegenwirkt.

Krafttraining (ein- bis zweimal pro Woche) ist zu empfehlen.

Wichtige Mikronährstoffe
- Magnesium (»Salz der inneren Ruhe«)
- Omega-3-Fettsäuren (Krill-Öl, Fischöl, Leinöl)
- Vitamin D$_3$
- Arginin (Aminosäure)
- Coenzym Q10.

Übungsprogramm

Menschen mit hohem Blutdruck können alle Übungen durchführen – soweit der Blutdruck im Normbereich eingestellt ist. Bis es so weit ist, sollte man sich auf entspannende Übungen beschränken und Umkehrhaltungen (zum Beispiel halbe Kerze) vermeiden.
Besonders wichtig ist Entspannung, die man täglich – auch mehrmals – durchführen sollte. Hilfreich ist dabei eine CD mit dem Text der Entspannung.

Übungsprogramm

1 Savasana (Entspannung, aktive Ruhe)

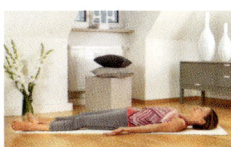

»Ich bin ruhig, ich bin friedlich, ich bin harmonisch, ich bin es bewusst.« 5 Minuten (S. 30 f., S. 50)

2 Dreiteilige und vollständige Yogi-Atmung

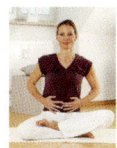 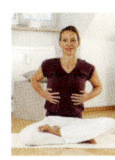 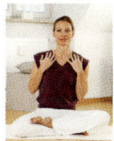

»Ich strahle Ruhe und Frieden aus wie eine Sonne, wo immer ich bin.« 3-mal/7-mal (S. 32 f.)

3 Reinigende Atmung

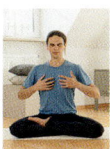 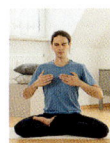

Einatmend mit den Fingerspitzen klopfen. Anhalten und mit den Handflächen klopfen. 7-mal. *»Ich bin rein im Körper und in der Seele.«* (S. 34)

4 Ha-Atmung im Stehen

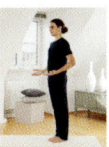 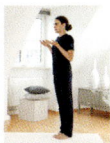 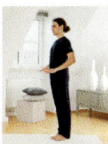

Einatmend Arme hoch, auf »ha« ausatmend hinuntergehen. *»Ich bin rein, weil ich als reiner Geist im Körper bin.«* 7-mal (S. 33)

5 Sanfte Asanas zur Körperöffnung (im Stehen)

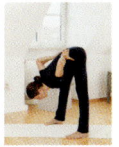 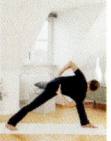 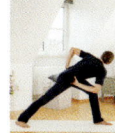 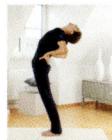 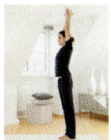

Die fünf Grundübungen für die Öffnung der fünf Lebenselemente: Wildgans, Yak, Wildpferd, Falke, Berg. Je 7-mal (S. 43 ff.)

6 Janu Sirsasana (Knie-Kuss, Dehnung der Wirbelsäule)

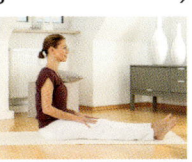 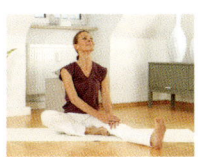 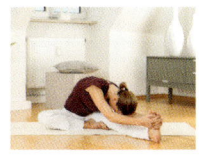

»Meine Anwesenheit im Körper bedeutet Form und Schönheit, Kraft und Gesundheit.« Je 2 mal (S. 58 f.)

7 Drehübung im Liegen (Wirbelsäule)

»Ich bin elastisch in jedem Wirbel meines Rückens, in jedem Gelenk und in jedem Muskel meines Körpers.« Je 2-mal (S. 68 f.)

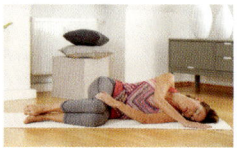 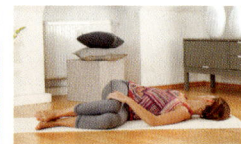

8 Sanfte Asanas zur Öffnung der Chakren (im Sitzen)

»Öffnung der Chakren«: Kopf kreisen, Dreieck, Vajra, Flöte, Berg, Garn. Je 7-mal (S. 46 ff.)

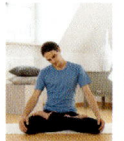 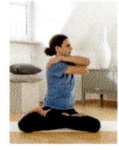 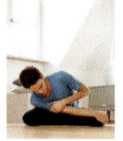 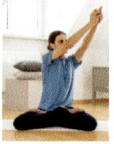 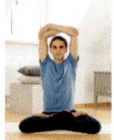

9 Nadi Sodhana (Pendelatmung)

»Ich ruhe vollkommen in meinem inneren Gleichgewicht.« Je 7-mal (S. 34)

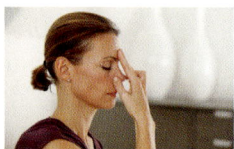

10 Kundalini-Atmung (Magnetisierung der Wirbelsäule)

»Wie ein heiliger Strom fließt meine Lebensenergie die Wirbelsäule hinauf bis zum Gehirn.« 12-, 24-, 36-mal (S. 29)

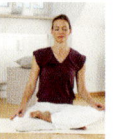 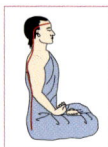

11 Meditation, Stille-Übung

»Ruhe, Frieden, Harmonie«. Die innere Stille erleben. 5 Minuten (S. 34 f.)

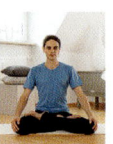

12 Savasana (Entspannung, aktive Ruhe)

»Ich bin ruhig, ich bin friedlich, ich bin harmonisch, ich bin es bewusst.« 5 Minuten (S. 30 f., S. 50)

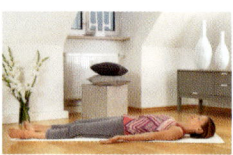

Burnout-Syndrom

Kennzeichen des Burnout-Syndroms sind vor allem emotionale Erschöpfung, Abnahme der körperlichen und geistigen Leistungsfähigkeit und die Unfähigkeit, sich von den täglichen Belastungen zu erholen. Dazu kommen Schlafstörungen, Appetitlosigkeit und das Gefühl, einfache Dinge nicht mehr zu schaffen. Diese Symptome können auch Hinweise auf eine Depression sein.

Ursprünglich wurde das Burnout-Syndrom bei Personen in Pflege- und Betreuungsberufen festgestellt, denn hier besteht eine besonders hohe emotionale Belastung. Inzwischen wird das Burnout-Syndrom aber auch in vielen anderen Bereichen beobachtet, in denen vor allem der Umgang mit Menschen eine große Rolle spielt. Auch wenn man in seiner Arbeit keinen rechten Sinn mehr sieht, steigt die Gefahr, an Burnout zu erkranken.

Lebensstil

Burnout ist ein Signal, das uns anzeigt, dass etwas nicht stimmt. Man muss lernen, im Umfeld der heutigen Zeit als gesunde Persönlichkeit zu überleben. Um nicht auszubrennen, ist es hilfreich zu lernen, seine Lebenskraft vor negativen Einflüssen zu schützen und sich bewusst von den Belastungen zu erholen. Dazu braucht es bestimmte Fähigkeiten, die man bewusst entwickeln muss – und kann. So ist eine stärkere psycho-physische Belastbarkeit durch moderate, richtig dosierte körperliche Aktivität eine wesentliche Grundlage. Auch fördert körperliche Aktivität die geistige Leistungsfähigkeit, die zur Bewältigung der täglichen Aufgaben notwendig ist. Schließlich kann man durch regelmäßiges, richtig dosiertes Training den Wechsel zwischen Anspannung und Entspannung bewusst trainieren und so lernen, sich nicht nur richtig zu belasten, sondern sich auch ganz bewusst zu erholen. Diese Fähigkeiten lassen sich auf die beruflichen Belastungen übertragen. Denn sowohl im Beruf wie auch im Sport kommt es darauf an, eine hohe Leistungsfähigkeit anzustreben – aber auch zu lernen, sich bewusst zu regenerieren.

Da die Hauptursache für das Burnout-Syndrom im Umgang mit Menschen liegt, sollte man vor allem daran arbeiten, achtsam miteinander umzugehen, um nicht zusätzlichen, unnötigen negativen Stress aufzubauen. Hierbei können vor allem die geistigen Naturgesetze des Yoga, Yama und Niyama (siehe Seite 21/22), hilfreich sein.

> *»Das Bewusstsein wird allmählich klar, wenn wir uns aus innerer Überzeugung jeweils freundlich, hilfsbereit, begeisterungsfähig und verzeihend gegenüber Menschen verhalten, die sich in Situationen des Glücks, des Unglücks, des Lobenswerten oder des Achtenswerten befinden.«* Patanjali I.33

Auch braucht man eine gute Entspannungstechnik, um sich täglich vom negativen Stress durch Loslassen zu befreien.

Man sollte aber auch einmal Folgendes bedenken: Früher wurde auch viel gearbeitet. Es gab

Kriege und Nachkriegszeit – aber kein Burnout-Syndrom im heutigen Sinn. Die Einstellung zur Arbeit hat sich verändert. Sagte man früher »Aufgabe« (und nahm sie freudig an), heißt es heute »Herausforderung« (was schon instinktiv eine angespannte Kampfhaltung zur Folge hat). Und sobald irgendein Problem(chen) auftaucht, ist man gleich »unter Druck«. Auf diese Weise schafft man sich seinen Burnout in gewisser Weise selbst. Diese Art zu denken sollte man auf jeden Fall ändern, weil sie sehr viel Lebenskraft verbraucht.

Jeder Mensch braucht »Licht« am Horizont, das Gefühl, dass seine Arbeit einen Sinn hat – entsprechend dem Grundsatz:

> »Wenn ich das liebe, was mir begegnet,
> begegnet mir nur noch das, was ich liebe.«
>
> Nikolaus B. Enkelmann

Wenn man lernt, seine Arbeit zu lieben, verschwindet der negative Stress – und mit großer Wahrscheinlichkeit auch die Gefahr eines Burnout-Syndroms.

Auch eine gesunde, kräftigende Ernährung (mit Eiweißzulagen) kann in sinnvoller Kombination mit einer optimalen Mikronährstoffversorgung dazu beitragen, die körperliche und psychische Belastbarkeit zu verbessern und neue Kräfte aufzubauen. Sie sollten immer ruhig und bewusst essen, niemals in Eile oder Hektik. Auch sollten Sie Aufputschmittel (zum Beispiel zu viel Kaffee, 2–3 Tassen pro Tag sind genug) weglassen, denn es geht nicht darum, Kräfte zu verschleudern, sondern neue Kräfte aufzubauen.

Wichtige Mikronährstoffe

- Magnesium (»Salz der inneren Ruhe«)
- Coenzym Q10 (Energie)
- Vitamin-B-Komplex (Nervenvitamine)
- Omega-3-Fettsäuren (Krill-Öl; Phospholipide für das Gehirn)
- Vitamin D$_3$
- Protein-Shake mit hirnaktiven Aminosäuren (Molkenprotein: Whey-Protein)
- Polyphenole (sekundäre Pflanzenstoffe, OPC, Resveratrol).

Übungsprogramm

> »Der Mensch lebt nicht vom Brot
> (=physische Nahrung) allein, sondern
> von einem jeglichen Wort (= Schwingung,
> Energie), das durch den Mund Gottes
> (= verlängertes Mark) geht.«   Matthäus 4.4

Machen Sie die Energie-Aufladeübungen (S. 49 f.) mit dieser Vorstellung: Ziehen Sie bei der Anspannung bewusst Energie durch das verlängerte Mark im Hinterkopf in Ihr Gehirn und Rückenmark und verteilen Sie diese Energie mit Ihrem Bewusstsein im ganzen Körper. Die Energie folgt den Gedanken.

Weitere empfehlenswerte Übungen

Außer den in der folgenden Übungsreihe aufgeführten Übungen sind auch noch diese Übungen gegen Burnout-Syndrom empfehlenswert: Parsvakonasana (S. 55), Vakrasana (S. 63 f.), Naukasana (S. 65), Drehübung im Liegen (S. 68), sanfte Asanas zur Körperöffnung (im Sitzen) (S. 46 ff.).

Übungsprogramm

1 Savasana (Entspannung, aktive Ruhe)

»Ich bin ruhig, ich bin friedlich,
ich bin harmonisch, ich bin es
bewusst.« 5 Minuten (S. 30 f., S. 50)

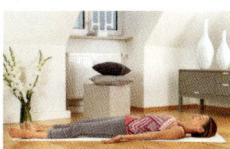

2 Dreiteilige und vollständige Yogi-Atmung

»Ich strahle Ruhe und Frieden aus
wie eine Sonne, wo immer ich bin.«
3-mal/7-mal (S. 33)

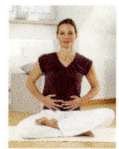 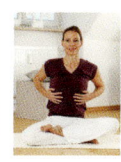 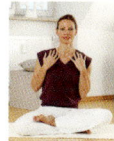

3 Sanfte Asanas zur Körperöffnung (im Stehen)

Die fünf Grundübungen für die
Öffnung der fünf Lebenselemente:
Wildgans, Yak, Wildpferd, Falke, Berg.
Je 7-mal (S. 43 f.)

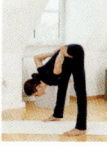 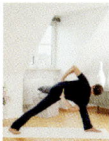 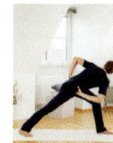 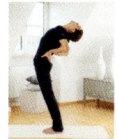 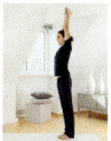

4 Energie-Aufladeübungen

»Meine Anwesenheit im Körper
bedeutet Kraft, Stabilität und
Gesundheit.« 6-mal (S. 51 f.)

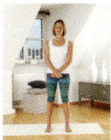 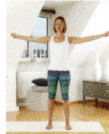 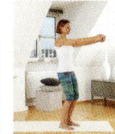 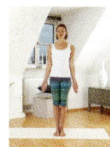

5 Virabhadrasana (Krieger) I und II

I *»Ich bin stabil im Körper und in der*
   Seele.«
II *»Ich bin furchtlos, ich bin furchtlos,*
   ich bin furchtlos.« Je 2-mal (S. 52 f.)

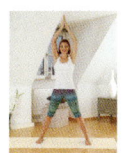 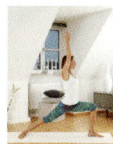 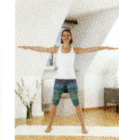 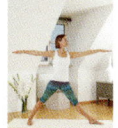 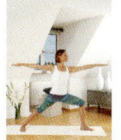

6 Janu Sirsasana (Knie-Kuss, Dehnung der Wirbelsäule)

»Meine Anwesenheit im Körper
bedeutet Form und Schönheit, Kraft
und Gesundheit.« Je 2-mal (S. 58 f.)

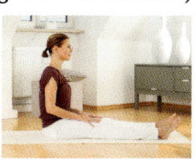 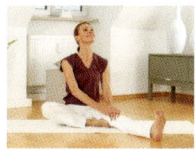 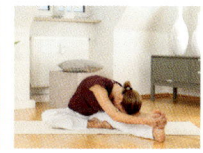

7 Bhujangasana (Kobra)

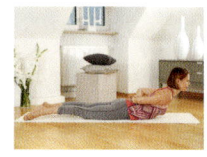 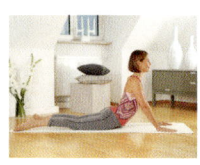 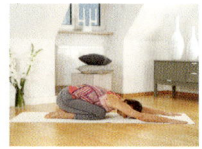

»Mein ganzes Nervensystem ist voller Nervenkraft.« 2-mal (S. 62 f.)

8 Viparita Karani (halbe Kerze)

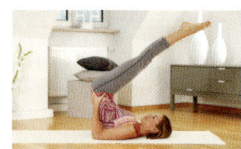

»Meine Anwesenheit im Körper bedeutet Form und Schönheit, Kraft und Gesundheit.« 2-mal (S. 68 f.)

9 Nadi Sodhana (Pendelatmung)

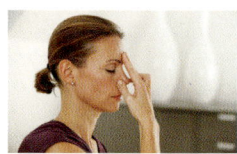

»Ich ruhe vollkommen in meinem inneren Gleichgewicht.« Je 7-mal (S. 34)

10 Kundalini-Atmung (Magnetisierung der Wirbelsäule)

»Wie ein heiliger Strom fließt meine Lebensenergie die Wirbelsäule hinauf bis zum Gehirn.« 12-, 24-, 36-mal (S. 29)

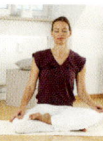 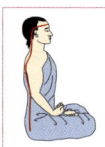

11 Meditation, Stille-Übung

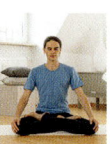

»Ruhe, Frieden, Harmonie«.
Die innere Stille erleben. 5 Minuten (S. 34 f.)

12 Savasana (Entspannung, aktive Ruhe)

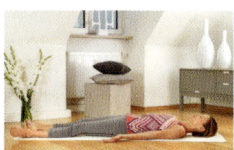

»Ich bin ruhig, ich bin friedlich, ich bin harmonisch, ich bin es bewusst.« 5 Minuten (S. 30 f., S. 50)

Depressionen

Man muss zwischen einer echten Depression und depressiven Verstimmungen unterscheiden. Während eine Depression eine ernsthafte Krankheit ist, sind depressive Verstimmungen, die man meist als »Depressionen« bezeichnet, normal und gehören zum Leben dazu. Vereinfacht unterscheidet man bei der echten Depression die sogenannte endogene Depression, bei der keine Ursache erkennbar ist und die unbedingt von einem Psychiater behandelt werden muss. Weiterhin kann man zwischen einer reaktiven Depression und einer depressiven Reaktion unterscheiden. Wie der Name sagt, sind das Reaktionen auf bestimmte Ereignisse. Bei einer reaktiven Depression kann das Ereignis schon länger zurückliegen, sodass man manchmal gar nicht mehr an einen Zusammenhang denkt. So kann zum Beispiel eine Frau, die eine Fehlgeburt hatte, zunächst in einer scheinbar guten Stimmungslage leben – und dann nach einigen Monaten Symptome einer Depression entwickeln. Bei einer depressiven Reaktion hingegen liegt das Ereignis erst kurz zurück, sodass der Zusammenhang sofort erkennbar wird. Depressive Reaktionen können zu Kurzschlusshandlungen (Suizidversuchen) führen.

Die Hauptsymptome einer sich entwickelnden Depression sind Traurigkeit, Unfähigkeit, einfache Arbeiten zu verrichten (die man früher leicht geschafft hat), Appetitlosigkeit und Schlaflosigkeit. Wenn man diese Symptome bei sich oder anderen entdeckt, sollte man an eine Depression denken und psychiatrische Hilfe in Anspruch nehmen.

Außerdem kann eine Depression auch durch Erschöpfung entstehen, wie das beim Burnout-Syndrom der Fall ist, oder auch bei ehrgeizigen Menschen, die besonders viel von sich verlangen. Oft neigen gestresste Menschen dazu, sich noch zusätzlich durch zu intensive körperliche Belastungen in eine Erschöpfungsdepression zu treiben.

So spielen zum Beispiel stressgeplagte Manager bis zur Erschöpfung Squash – anstatt sich bei einem lockeren Waldlauf zu entspannen und zu erholen. Und wenn sie sich eine an sich gesunde Ausdauersportart aussuchen, betreiben sie sie oft so intensiv, dass sie noch weiter in die Erschöpfungsdepression hinein gelangen.

Demgegenüber sind depressive Verstimmungen normal – und man muss nicht jede depressive Verstimmung mit Psychopharmaka behandeln. Es kann gut sein, dass sich nach dem Tod eines geliebten Menschen, nach Schicksalsschlägen oder finanziellen Verlusten eine depressive Stimmungslage entwickelt. Das gehört zum Leben dazu. Man muss lernen, über solche Situationen hinwegzukommen, um durch deren Überwindung an Stärke zu gewinnen.

Lebensstil

Prinzipiell gilt das Gleiche wie beim Burnout-Syndrom: Bei einer echten Depression braucht man professionelle Hilfe. Aber diese besteht nicht nur in Psychopharmaka. Diese heben den

Serotoninspiegel im Gehirn an, um die Stimmungslage zu verbessern. Man hat aber auch die Erfahrung gemacht, dass die medikamentöse Therapie nicht den Stellenwert hat wie früher angenommen. Ihr Anteil am Therapieerfolg liegt vielleicht bei 50 % – die andere Hälfte verteilt sich auf Psychotherapie und richtig dosierte körperliche Aktivität.

Wie oben erwähnt, sollte bei der körperlichen Aktivität eine Erschöpfung vermieden werden. Die körperlichen Belastungen sollten zu einer größeren Frische oder allenfalls zu einer leichten Ermüdung führen. Das ist am ehesten bei leichten Ausdauerbelastungen (Spaziergang, Walking, Waldlauf, Radfahren – aber auch Gartenarbeit oder Tanzen u. a.) der Fall, die man mit geringer bis mittlerer Intensität durchführt, so dass man sich dabei noch gut unterhalten kann.

Im Prinzip geht es darum, wie bei der astralen Anatomie des Yoga beschrieben (siehe Seite 29), die Energie in der »astralen« Wirbelsäule nach oben zu lenken. Man sollte daher prinzipiell eine Lebensweise anstreben, die dazu geeignet ist, die Energie »nach oben« fließen zu lassen, zum Beispiel durch soziale Kontakte, Gespräche mit den Nachbarn, Spielen mit Kindern oder Enkelkindern – und sich vor allem nicht seiner Depression hingeben, sondern aufstehen und irgendetwas Sinnvolles tun, um sich von trüben Gedanken abzulenken.

Achten Sie auch auf eine vitalstoffreiche Ernährung und werten Sie diese durch Weizenkeime und Enzym-Hefezellen, den »Zündstoffen des Lebens«, auf (siehe Seite 41). Bei depressiven Menschen hat man häufig einen Mangel an Folsäure und Vitamin B$_{12}$ festgestellt. Außerdem gibt es eindeutige Studien, die beweisen, dass Selen in der Lage ist, die Stimmung zu heben.

Wichtige Mikronährstoffe

- Omega-3-Fettsäuren (Krill-Öl, Fisch-Öl, Aufbau von Phospholipiden im Gehirn, Hebung der Stimmungslage)
- Folsäure, Vitamin B$_{12}$
- Vitamin-B-Komplex (Nervenvitamine)
- Magnesium (»Salz der inneren Ruhe«)
- Coenzym Q10 (Energie)
- Selen (Hebung der Stimmungslage, Immunsystem)
- Zink
- Vitamin D$_3$
- Protein-Shake mit hirnaktiven Aminosäuren (Molkenprotein: Whey-Protein)
- Polyphenole (sekundäre Pflanzenstoffe, OPC, Resveratrol)

Übungsprogramm

Ziehen Sie bei den Energie-Aufladeübungen bei der Anspannung bewusst Energie durch das verlängerte Mark im Hinterkopf in Ihr Gehirn und Rückenmark und verteilen Sie diese Energie mit Ihrem Bewusstsein im ganzen Körper (siehe auch Seite 29, 51).

Weitere empfehlenswerte Übungen

Nervenstärkende Atmung (S. 34), Virabhadrasana I und II (S. 52 f.), Parsvakonasana (S. 55 f.), Janu-Sirsasana (S. 57), Parighasana (S. 57), Drehübung im Liegen (S. 68 f.).

Übungsprogramm

1 Dreiteilige und vollständige Yogi-Atmung

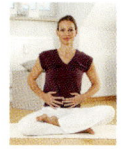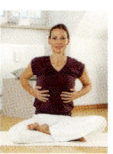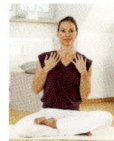

*»Ich strahle Ruhe und Frieden aus
wie eine Sonne, wo immer ich bin.«*
3-mal/7-mal (S. 33)

2 a Atem anhalten mit eingeatmeter Lunge

»Ich entwickle Willenskraft von Moment zu Moment.«.
2-mal 7 bis 14 Sekunden (S. 33)

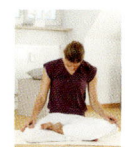

b Atem anhalten mit ausgeatmeter Lunge,

»Ich entwickle Willenskraft von Moment zu Moment.«
2-mal 7 bis 14 Sekunden (S. 34)

3 Sanfte Asanas zur Körperöffnung (im Stehen)

Die fünf Grundübungen für die
Öffnung der fünf Lebenselemente:
Wildgans, Yak, Wildpferd, Falke, Berg.
Je 7-mal (S. 43 ff.)

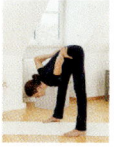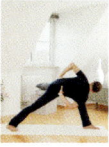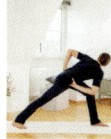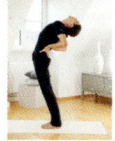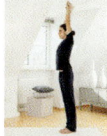

4 Energie-Aufladeübungen

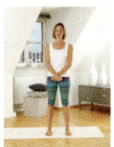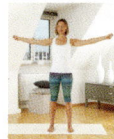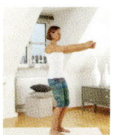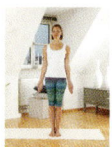

*»Meine Anwesenheit im Körper
bedeutet Kraft, Stabilität und
Gesundheit.«* 6-mal (S. 51 f.)

5 Bhujangasana (Kobra)

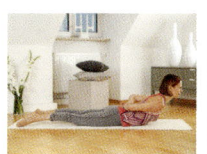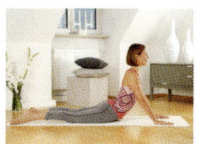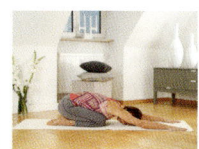

*»Mein ganzes Nervensystem ist voller
Nervenkraft.«* 2-mal (S. 62 f.)

6 Vakrasana (Drehübung im Sitzen)

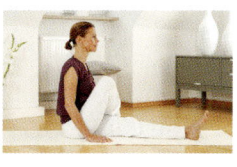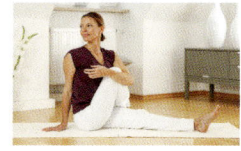

*»Mein ganzes Nervensystem ist voller
Lebenskraft.«* Je 2-mal (S. 63 f.)

7 Viparita Karani (halbe Kerze)

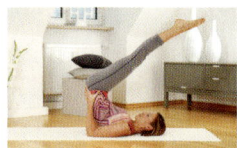

»Meine Anwesenheit im Körper bedeutet Form und Schönheit, Kraft und Gesundheit.« 2-mal (S. 68 f.)

8 Sanfte Asanas zur Öffnung der Chakren (im Sitzen)

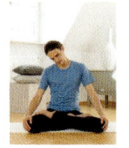 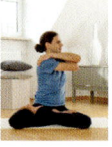 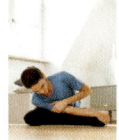 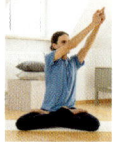 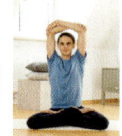

»Öffnung der Chakren«: Kopf kreisen, Dreieck, Vajra, Flöte, Berg, Garn. Je 7-mal (S. 46 ff.)

9 Nadi Sodhana (Pendelatmung)

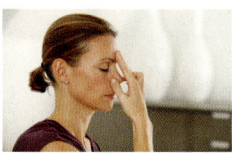

»Ich ruhe vollkommen in meinem inneren Gleichgewicht.« Je 7-mal (S. 34)

10 Kundalini-Atmung (Magnetisierung der Wirbelsäule)

»Wie ein heiliger Strom fließt meine Lebensenergie die Wirbelsäule hinauf bis zum Gehirn.« 12-, 24-, 36-mal (S. 29)

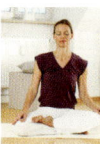 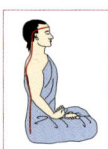

11 Meditation, Stille-Übung

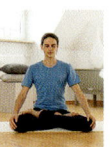

»Ruhe, Frieden, Harmonie«. Die innere Stille erleben. 5 Minuten (S. 34 f.)

12 Savasana (Entspannung, aktive Ruhe)

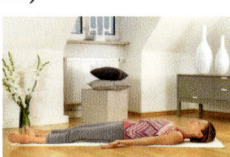

»Ich bin ruhig, ich bin friedlich, ich bin harmonisch, ich bin es bewusst.« 5 Minuten (S. 30 f., S. 50)

Erschöpfung

»Nur der Mittelmäßige kann ständig in Höchstform sein« heißt ein Grundsatz im Sport, und er gilt auch für das »ganz normale« Leben. Es ist nämlich ganz normal, dass auf eine körperliche und geistige Anstrengung eine Phase der Ermüdung folgt, der sich eine Erholungsphase (Regeneration) anschließen sollte. Die Natur arbeitet so, dass sie durch die regenerativen Prozesse ein Energieniveau aufbaut, das höher liegt als das Energieniveau vor der Belastung. Dieses Phänomen ist im Sport als »Überkompensation« oder »Superkompensation« bekannt. Belastet man sich nach abgeschlossener Regeneration in der Phase der Superkompensation erneut, kommt man im Laufe der Zeit auf ein immer höheres Leistungsniveau. Mutet man sich aber eine erneute starke Belastung zu, bevor man sich von der vorhergehenden erholt hat, führt das zu einer »Aufstockung der Ermüdung«, die schließlich zur Erschöpfung führt. Da die regenerativen Prozesse meist einige Tage dauern und man in dieser Zeit nicht untätig sein sollte, kann man die Regeneration durch Belastungen mit geringerer Intensität begleiten und sogar fördern (im Sport: »regenerative Trainingseinheiten« oder »aktive Erholung«).

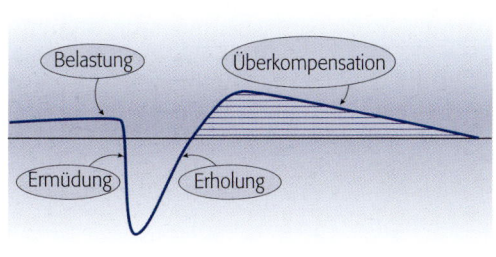

Hinweis

Müdigkeit und Erschöpfung, die durch entsprechend hohe Belastungen erklärbar sind, müssen von dem sogenannten chronischen Müdigkeitssyndrom oder Fatigue-Syndrom unterschieden werden, das sich durch angemessene Ruhephasen nicht bessert. Außerdem kann sich auch eine Depression in chronischer Müdigkeit äußern. In diesen Fällen sollte man sich ärztlich untersuchen lassen, um nicht eine Erkrankung als Ursache der chronischen Müdigkeit zu übersehen.

Wichtig ist auch zu wissen, dass Erschöpfung immer auch das Immunsystem betrifft, sodass die Neigung zu Infekten zunimmt.

Lebensstil

Manche Menschen möchten gerne einmal ein halbes Jahr schlafen, um dann wie Phönix aus der Asche als neuer Mensch zu erwachen. Das geht aber nicht, weil die Natur sich immer an die Umstände anpasst, die von ihr verlangt werden. Ein wichtiger Grundsatz im Sport lautet: »Die Funktion erhält die Form.«

Man muss seine Belastungsverträglichkeit insgesamt verbessern, damit man nicht von jeder Belastung aus der Bahn geworfen wird – und man muss lernen, die regenerativen Prozesse bewusst zu optimieren. Denn es kommt nicht nur darauf an, eine hohe Leistungsfähigkeit, sondern auch, die danach folgende Regenera-

tion bewusst zu trainieren, indem man sämtliche regenerativen Maßnahmen anwendet.

Netz regenerativer Maßnahmen

- Planung der Belastungen
- Ernährung
- physikalische Maßnahmen
- Entspannung, Yoga

Richtig dosierte körperliche Aktivität steigert die psycho-physische Belastbarkeit. Optimal ist ein regelmäßiges Trainingsprogramm im Ausdauerbereich von 3 × 30 bis 40 Minuten pro Woche sowie ein Krafttrainingsprogramm (ein bis zweimal pro Woche). Da »Ausdauer« und »Kraft« im Sport miteinander konkurrierende und sehr unterschiedliche motorische Hauptbeanspruchungsformen sind, sollte man sie nicht an einem Tag zusammen, sondern getrennt voneinander trainieren.

Wichtig ist hierbei auch eine gesunde Ernährung mit Aufwertung durch Weizenkeime, Enzym-Hefezellen, Eiweißzulagen etc. (siehe Seite 41). Auch empfiehlt es sich, Mangelzustände durch Mikronährstoffe auszugleichen.

Physikalische Maßnahmen wie Massagen, Bäder und Sauna helfen, sich gezielt zu erholen. Auch Klimawechsel oder Höhenaufenthalte fördern die Regeneration.

Als grundlegend gilt jedoch die ausreichende Regeneration im Schlaf (siehe Seite 108 f.), die durch Entspannung und Yoga gefördert wird. Kombinieren Sie diese Maßnahmen miteinander, um nach schweren Belastungen eine optimale Regeneration zu erreichen. Nur so kann man auf Dauer eine hohe, kontinuierliche Leistungsfähigkeit aufrecht erhalten.

Wichtige Mikronährstoffe

- Vitamin-B-Komplex (»Nervenvitamine«)
- Folsäure, Vitamin B_{12}
- Omega-3-Fettsäuren (Krill-Öl, Fisch-Öl; Aufbau von Phospholipiden im Gehirn, Hebung der Stimmungslage)
- Magnesium (»Salz der inneren Ruhe«)
- Coenzym Q10 (Energie)
- Selen
- Zink
- Vitamin D_3
- Protein-Shake mit hirnaktiven Aminosäuren (Molkenprotein: Whey-Protein)
- Polyphenole (sekundäre Pflanzenstoffe, OPC, Resveratrol)

Übungsprogramm

Ziehen Sie bei den Energie-Aufladeübungen bei der Anspannung bewusst Energie durch das verlängerte Mark im Hinterkopf in Ihr Gehirn und Rückenmark und verteilen Sie diese Energie mit Ihrem Bewusstsein im ganzen Körper (siehe Seite 29, 51). Die Energie folgt den Gedanken.

Weitere empfehlenswerte Übungen

Nervenstärkende Atmung (S. 34), Reinigende Atmung (S. 34), Ha-Atmung im Stehen (S. 33), Parighasana (S. 57), Bhujangasana (S. 62 f.).

Übungsprogramm

1 Dreiteilige und vollständige Yogi-Atmung

*»Ich strahle Ruhe und Frieden aus
wie eine Sonne, wo immer ich bin.«*
3-mal/7-mal (S. 33)

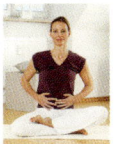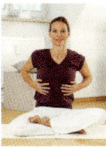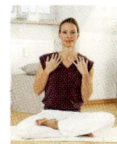

2 a Atem anhalten mit eingeatmeter Lunge

»Ich entwickle Willenskraft von Moment zu Moment.«.
2-mal 7 bis 14 Sekunden (S. 33)

b Atem anhalten mit ausgeatmeter Lunge,

»Ich entwickle Widerstandskraft von Moment zu Moment.«
2-mal 7 bis 14 Sekunden (S. 34)

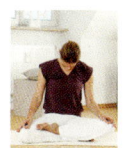

3 Sanfte Asanas zur Körperöffnung (im Stehen)

Die fünf Grundübungen für die
Öffnung der fünf Lebenselemente:
Wildgans, Yak, Wildpferd, Falke, Berg.
Je 7-mal (S. 43 ff.)

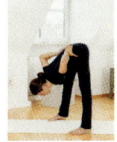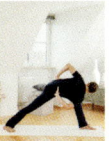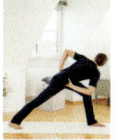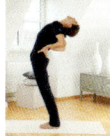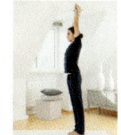

4 Energie-Aufladeübungen

*»Meine Anwesenheit im Körper
bedeutet Kraft, Stabilität und
Gesundheit.«* 6-mal (S. 51 f.)

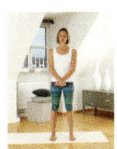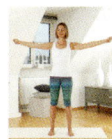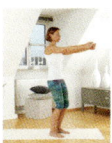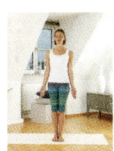

5 Virabhadrasana (Krieger) I und II

I *»Ich bin stabil im Körper und in der
Seele.«*
II *»Ich bin furchtlos, ich bin furchtlos,
ich bin furchtlos.«* Je 2-mal (S. 52 f.)

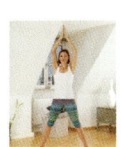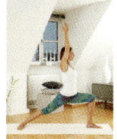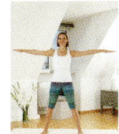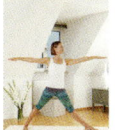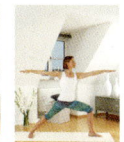

6 Vakrasana (Drehübung im Sitzen)

*»Mein ganzes Nervensystem ist voller
Lebenskraft.«* Je 2-mal (S. 63 f.)

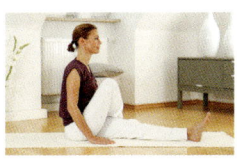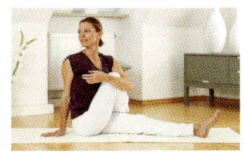

7 Naukasana (Rudern)

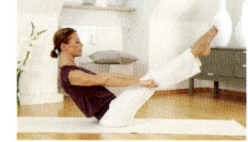 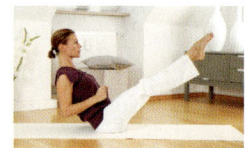

»Ich bin stark im Körper und in der Seele.« 10-mal/2-mal (S. 65)

8 Viparita Karani (halbe Kerze)

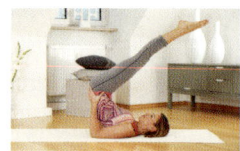

»Meine Anwesenheit im Körper bedeutet Form und Schönheit, Kraft und Gesundheit.« 2-mal (S. 68 f.)

9 Nadi Sodhana (Pendelatmung)

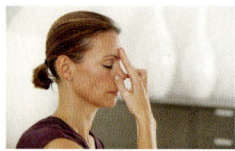

»Ich ruhe vollkommen in meinem inneren Gleichgewicht.« Je 7-mal (S. 34)

10 Kundalini-Atmung (Magnetisierung der Wirbelsäule)

»Wie ein heiliger Strom fließt meine Lebensenergie die Wirbelsäule hinauf bis zum Gehirn.« 12-, 24-, 36-mal (S. 29)

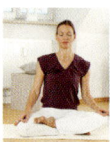 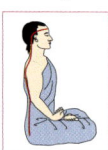

11 Meditation, Stille-Übung

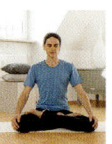

»Ruhe, Frieden, Harmonie«. Die innere Stille erleben. 5 Minuten (S. 34 f.)

12 Savasana (Entspannung, aktive Ruhe)

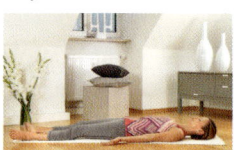

»Ich bin ruhig, ich bin friedlich, ich bin harmonisch, ich bin es bewusst.« 5 Minuten (S. 30 f., S. 50)

Herzbeschwerden

Bei Herzbeschwerden sollten zunächst organische Erkrankungen ausgeschlossen werden. Betroffen sein können: Muskulatur (Herzmuskelentzündung), Herzklappen (Klappenfehler), Herzkranzgefäße (Herzkranzgefäßverengung) und Herznerven (Rhythmusstörungen, Leitungsstörungen), – oder es liegt eine koronare Herzerkrankung vor. Wegen dieser vielgestaltigen Möglichkeiten für Herzbeschwerden sollte immer eine gründliche ärztliche Untersuchung durchgeführt sowie die notwendigen Medikamente eingenommen werden. Erst dann sollte man, nach Rücksprache mit dem Hausarzt, ergänzende Maßnahmen ins Auge fassen.

Entspannung und Yoga können vor allem bei den sogenannten »funktionellen Herzbeschwerden« eine große Hilfe sein, aber auch wenn die Wirbelsäule (Brustwirbelsäule, Halswirbelsäule) Ursache der Herzbeschwerden ist (Druckgefühl in der Herzgegend, Extraschläge des Herzens, Rhythmusstörungen).

Prinzipiell kann man, ein gutes Körpergefühl vorausgesetzt, alle Yoga-Übungen durchführen. Nur bei einer ausgeprägten koronaren Herzkrankheit mit starker Verengung der Herzkranzgefäße ist es angeraten, eine Drucksteigerung im Brustraum zu vermeiden, um die Durchblutung der Herzkranzgefäße nicht weiter zu vermindern. Das bedeutet: nicht schwer tragen, nicht stark pressen und auch keine Atemübungen mit Anhalten des Atems durchführen. Günstige Auswirkungen auf die Durchblutung der Herzkranzgefäße haben vor allem Umkehrhaltungen (Anheben der Beine, halbe Kerze).

Lebensstil

Wer es »am Herzen« hat, sollte lernen, sich nicht alles »zu Herzen« zu nehmen. Um dies zu lernen, sind Entspannung und Yoga sehr gut geeignet, weil Yoga Gelassenheit und einen gesunden Umgang mit anderen Menschen lehrt (siehe Seite 20 ff.). Durch die Kontrolle des Atems wird zudem negativer Stress abgebaut (siehe Seite 32).

Häufig ist die Wirbelsäule Ursache funktioneller Herzbeschwerden mit »Herzstolpern« (Extraschläge, Extrasystolen). Diese können sehr unangenehm sein. Die Ursache liegt oft in einer falschen Körperhaltung, besonders bei Bürotätigkeit und Arbeiten am PC. Man sollte während des Tages immer wieder darauf achten, eine lockere, aufrechte Körperhaltung einzunehmen und verspannte Muskeln gezielt zu lockern. Zudem besteht eine enge Wechselbeziehung zwischen Stimmungslage und Wirbelsäule – und umgekehrt. Man sagt nicht umsonst, die Wirbelsäule sei die »Spielwiese der Seele«.

Weiterhin ist es wichtig, ein regelmäßiges, moderates Ausdauertraining in das Leben einzubauen. Dies gilt für sämtliche Herzerkrankungen, auch für die organischen. Man muss nur die Intensität der Belastung richtig dosieren. Wenn mit Medikamenten (zum Beispiel Beta-Blocker) die Herzschlagzahl verlangsamt wird, kann man sie nicht zur Trainingssteuerung heranziehen. Besser ist es, die Trainingsintensität mit der Atmung zu steuern. Empfohlen wird, etwa dreimal pro Woche für 30 bis 40 Minuten

Wichtiger Hinweis

Die Diagnose und Bewertung von Herzrhythmusstörungen sind eine Wissenschaft
für sich. Sie sollten von einem Kardiolo-
gen untersucht und abgeklärt werden.
Vor allem wenn Rhythmusstörungen des
Herzens im Rahmen eines Infektes auftreten, sollte man zum Arzt gehen und
sich nicht körperlich belasten, bevor der
Arzt nicht grünes Licht für die Belastung
gegeben hat. Prinzipiell ist es meistens so,
dass sich organisch bedingte Herzrhythmusstörungen unter Belastung verstärken,
während rein funktionelle unter Belastung
eher abnehmen.
Auch gibt es ein »nervöses Herz« (*Cor
nervosum*), das eher zu Extraschlägen
(»Herzstolpern«) neigt. Das ist sehr lästig,
aber nicht schlimm und wird auch als
»Unfug des Herzens« bezeichnet. Gerade
für diese Art von Herzrhythmusstörungen
sind moderates Ausdauertraining und Yoga-
Übungen mit Entspannung und Atemübungen therapeutisch sehr gut geeignet.

ausdauernd unterwegs zu sein (Spazieren-
gehen, Walking, Waldlauf, Radfahren u. a.) und
sich dabei nur so stark zu belasten, dass man
sich noch bequem unterhalten kann. Dann ist
man auf jeden Fall im moderaten Bereich, was
die Intensität der Belastung angeht.

Bei der Ernährung kommt es, wie immer, auf
eine gesunde vitalstoffreiche, vollwertige Ernährung mit ausreichend Kalium und Magnesium
an (siehe Seite 41). Aufputschende Getränke
wie Kaffee, Coca-Cola u. a. sollte man meiden
bzw. sich auf vielleicht 2 bis 3 Tassen Kaffee pro
Tag beschränken. Ab und zu ein Gläschen Rotwein ist gut für die Entspannung und auch für
das Herz; mehr sollte es aber nicht werden,
weil Alkohol in höherer Dosierung toxisch auf
den Herzmuskel wirkt. Kommt es beim Skilang-
lauf zu Todesfällen in der Loipe, dann meistens
auf dem Rückweg von der Hütte, wenn der
alkoholhaltige »Jagertee« im Blut kreist …
Und – das ist hoffentlich selbstverständlich:
Man sollte nicht rauchen! Erst wenn man das
geschafft hat, können die anderen Maßnahmen
greifen.

Wichtige Mikronährstoffe

- Magnesium (»Salz der inneren Ruhe«)
- Coenzym Q10 (Energie für den Herzmuskel)
- Omega-3-Fettsäuren (Krill-Öl, Fisch-Öl;
  optimieren den Energiestoffwechsel des
  Herzens, stabilisieren den Herzrhythmus
  und senken die Blutfette)
- Carnitin (Aminosäure, unterstützt den
  Herzstoffwechsel)
- Selen
- Zink
- Polyphenole (sekundäre Pflanzenstoffe,
  OPC, Resveratrol)

Übungsprogramm

Besonders zu empfehlen: rhythmisches Atmen
(bei koronarer Herzkrankheit ohne Anhalten des
Atems), halbe Kerze (fördert die Durchblutung
der Herzkranzgefäße)

Übungsprogramm

1 Savasana (Entspannung, aktive Ruhe)

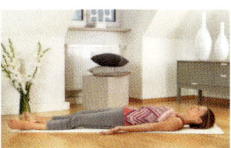

»Ich bin ruhig, ich bin friedlich, ich bin harmonisch, ich bin es bewusst.« 5 Minuten (S. 30 f., S. 50)

2 Dreiteilige und vollständige Yogi-Atmung

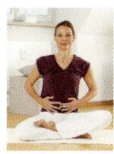 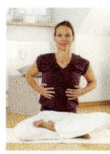 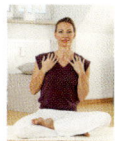

»Ich strahle Ruhe und Frieden aus wie eine Sonne, wo immer ich bin.« 3-mal/7-mal (S. 33)

3 Reinigende Atmung

Einatmend mit den Fingerspitzen klopfen. Anhalten und mit den Handflächen klopfen. 7-mal. *»Ich bin rein im Körper und in der Seele.«* (S. 34)

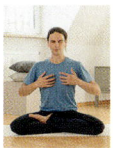 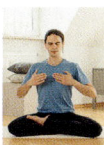

4 Ha-Atmung im Stehen

Einatmend Arme hoch, auf »ha« ausatmend hinuntergehen. *»Ich bin rein, weil ich als reiner Geist im Körper bin.«* 7-mal (S. 33)

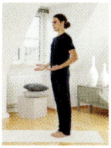 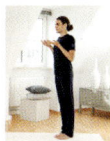 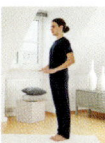

5 Sanfte Asanas zur Körperöffnung (im Stehen)

Die fünf Grundübungen für die Öffnung der fünf Lebenselemente: Wildgans, Yak, Wildpferd, Falke, Berg. Je 7-mal (S. 43 ff.)

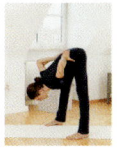 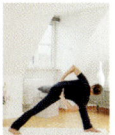 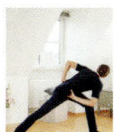 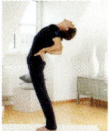 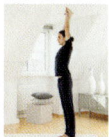

6 Bhujangasana (Kobra)

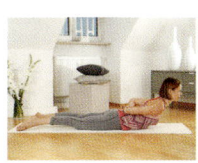 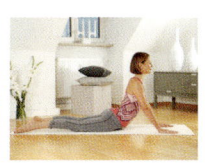 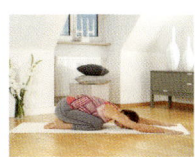

»Mein ganzes Nervensystem ist voller Nervenkraft.« 2-mal (S. 62 f.)

7 Drehübung im Liegen (Wirbelsäule)

»Ich bin elastisch in jedem Wirbel meines Rückens, in jedem Gelenk und in jedem Muskel meines Körpers.«
Je 2-mal (S. 67 f.)

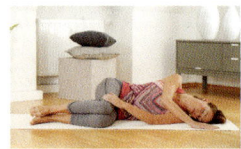 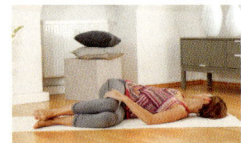

8 Viparita Karani (halbe Kerze)

»Meine Anwesenheit im Körper bedeutet Form und Schönheit, Kraft und Gesundheit.« 2-mal (S. 68 f.)

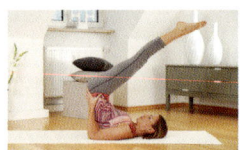

9 Nadi Sodhana (Pendelatmung)

»Ich ruhe vollkommen in meinem inneren Gleichgewicht.« Je 7-mal (S. 34)

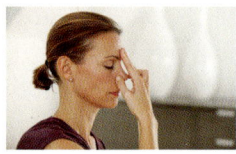

10 Kundalini-Atmung (Magnetisierung der Wirbelsäule)

»Wie ein heiliger Strom fließt meine Lebensenergie die Wirbelsäule hinauf bis zum Gehirn.« 12-, 24-, 36-mal (S. 29)

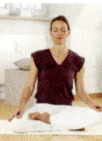 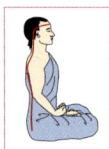

11 Meditation, Stille-Übung

»Ruhe, Frieden, Harmonie«.
Die innere Stille erleben. 5 Minuten (S. 34 f.)

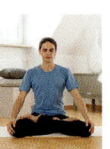

12 Savasana (Entspannung, aktive Ruhe)

»Ich bin ruhig, ich bin friedlich, ich bin harmonisch, ich bin es bewusst.«
5 Minuten (S. 30 f., S. 50)

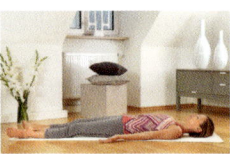

Infektanfälligkeit

Es wäre vermessen, das Immunsystem in seiner Komplexität in wenigen Worten darstellen zu wollen. Besonders interessant ist aber, dass man heute das Immunsystem als Fortsetzung des Nervensystems ansieht, das den gesamten Körper mit einem komplexen Schutzsystem durchzieht. Daher spricht man nicht nur von »Immunologie« allein, sondern von dem erweiterten Begriff der »Neuro-Immunologie« – oder noch besser von der »Psycho-Neuro-Immunologie«. Das Immunsystem hat die Aufgabe, das »Selbst« vom »Nicht-Selbst« zu unterscheiden und den Organismus vor äußeren Einflüssen zu schützen. Es sorgt also für die körperliche Unversehrtheit unseres Organismus in einer sich immer wieder verändernden Umwelt mit ihren klimatischen Einflüssen, Schadstoffen und Krankheitserregern. Aber auch Veränderungen im Inneren unseres Körpers können unsere Existenz bedrohen. Hier sorgt das Immunsystem dafür, dass unbrauchbare und entartete Zellen möglichst vollständig eliminiert werden. Beim Immunsystem unterscheidet man eine angeborene oder unspezifische sowie eine später erworbene adaptive oder spezifische Immunabwehr.

Das Immunsystem besteht aus mechanischen Barrieren, die das Eindringen von Krankheitserregern verhindern (Haut, Schleimhaut, Atemwege, Nasenschleimhaut, Darmschleimhaut u.a.). Außerdem kreisen Abwehrzellen und flüssige Immunstoffe (Plasmaproteine, Immunglobuline) in Lymphbahnen und Blutgefäßen. Mit zunehmendem Alter vermindert sich die Bildung bestimmter Immunzellen (vor allem B- und T-Lymphozyten). Außerdem nimmt die Funktionsfähigkeit der Immunzellen ab. Dadurch wird das Immunsystem schwächer, und die Anfälligkeit für Infekte (und auch Tumorerkrankungen) nimmt zu. Daher sollte man diesem Vorgang rechtzeitig entgegenwirken und alle Maßnahmen anwenden, um das Immunsystem in seiner Funktion zu erhalten und zu stärken.

Lebensstil

Wichtigste Grundlage für ein starkes Immunsystem ist eine optimistische Lebenseinstellung, denn diese wirkt über das Nervensystem direkt auf das Immunsystem. Studien zeigen, dass das Immunsystem bereits nach einem Lachen für 24 Stunden besser funktioniert. Ärgert man sich hingegen, ist es für den Zeitraum von 48 Stunden geschwächt. Das bedeutet vereinfacht ausgedrückt: Wer sich einmal ärgert, muss zweimal lachen. Dazu braucht man aber kein Lach-Yoga. Es genügen Optimismus, Begeisterung und Humor, um im Leben auch bei Gegenwind zu segeln.

Eine zweite wichtige Grundlage ist Abhärtung. Das Immunsystem muss Gelegenheit haben, sich an Veränderungen der Umwelt anzupassen, vor allem auch an Kälte. Das erreicht man, indem man sich bewusst Kältereizen aussetzt und Kälte gezielt anwendet (z.B. kalte Duschen, Kneippgüsse). Die T-Lymphozyten heißen so, weil sie in der Thymusdrüse geschult und »scharf gemacht« werden. Mit zunehmendem Alter bildet sich die Thymusdrüse aber zurück.

Ihre Funktion wird vom Lymphgewebe in der Unterhaut übernommen, sodass Abhärtung über die Haut das Immunsystem stärken kann. Weiterhin ist eine richtig dosierte körperliche Aktivität von hoher Bedeutung. Man hat nämlich festgestellt, dass sie die Funktion der Immunzellen deutlich steigert. Dieser Effekt ist so eindeutig, dass körperliche Aktivität bei immunsupprimierten Patienten bereits auf der Intensivstation angewendet wird. Wichtig ist es, die körperliche Aktivität am besten im Ausdauerbereich für 30–40 Minuten und in einer Intensität, bei der man sich noch gut unterhalten kann, regelmäßig, möglichst an frischer Luft und bei jedem Wetter auszuüben. Dabei ist eine leichte Ermüdung gesund. Eine Erschöpfung sollte man aber auf jeden Fall vermeiden, weil sie das Gegenteil bewirkt.

Schließlich ist eine optimierte vollwertige Ernährung von großer Bedeutung (siehe Seite 38 ff.), man spricht sogar von einer speziellen Immunonutrition. Denn das Immunsystem kann nur dann optimal funktionieren, wenn ihm die richtigen Nährstoffe und Mikronährstoffe in ausreichender Menge zur Verfügung stehen. Eine Mangelernährung, wie sie in Entwicklungsländern häufig und auch bei uns durch Ess-Störungen und übertriebene Schlankheitskuren immer wieder vorkommt, führt zu verschiedenen Störungen wichtiger Immunfaktoren.
Immunzellen und Immunstoffe bestehen überwiegend aus Eiweiß und werden durch Eiweißzulagen in ihrer Funktion unterstützt. Da vor allem auch das sogenannte darmassoziierte Immunsystem (immerhin etwa 1 kg Immunzellen) für das gesamte Immunsystem von großer Bedeutung ist, sollte man sein Augenmerk eben-

TIPP
Ein einfaches Rezept, um die Ernährung auf natürliche Weise aufzuwerten, sind Weizenkeime und Enzym-Hefezellen.

falls auf eine gute Verdauung und eine gesunde Darmflora legen. Eine einfache Studie hat belegt, dass Menschen, die Joghurt mit gesunden Milchsäurebakterien essen, um mehr als 20% weniger Infekte haben als die, die das nicht tun.

Wichtige Mikronährstoffe

- Omega-3-Fettsäuren (Krill-Öl, Fisch-Öl, bessere Funktion der Immunzellen)
- Selen und Zink (sehr wichtig für die Immunabwehr)
- Vitamin C, Vitamin E, Vitamin D_3
- Protein-Shakes (Molkenprotein: Whey-Protein)
- Immunmodulierende Aminosäuren (Arginin, Glutamin, Lysin)
- Polyphenole (sekundäre Pflanzenstoffe, OPC, Resveratrol)

Übungsprogramm

Abhärtung (Titiksha) im Yoga

»Die Vorstellungen von Hitze und Kälte, Lust und Schmerz entstehen durch den Kontakt der Sinne mit den Sinnesgegenständen. Solche Vorstellungen sind begrenzt, denn sie haben einen Anfang und ein Ende. Sie sind vergänglich. Ertrage sie mit Geduld!«

Bhagavadgita II.14

Übungsprogramm

1 Dreiteilige und vollständige Yogi-Atmung

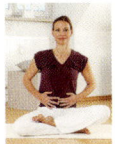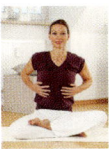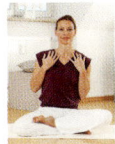

»Ich strahle Ruhe und Frieden aus wie eine Sonne, wo immer ich bin.«
3-mal/7-mal (S.33)

2 a Atem anhalten mit eingeatmeter Lunge

»Ich entwickle Willenskraft von Moment zu Moment.«.
2-mal 7 bis 14 Sekunden (S.33)

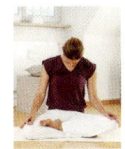

b Atem anhalten mit ausgeatmeter Lunge,

»Ich entwickle Widerstandskraft von Moment zu Moment.«
2-mal 7 bis 14 Sekunden (S.34)

3 Sanfte Asanas zur Körperöffnung (im Stehen)

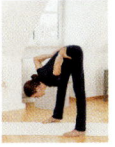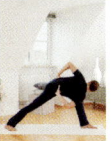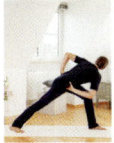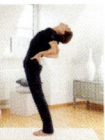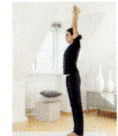

Die fünf Grundübungen für die Öffnung der fünf Lebenselemente: Wildgans, Yak, Wildpferd, Falke, Berg. Je 7-mal (S.43 ff.)

4 Einziehung des Bauches (Uddiyana Bandha) im Stehen

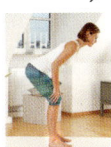

Selbst-Beherrschung. *»Ich bin Meister meines Körpers und meiner Seele.«*
7-mal (S.56)

5 Virabhadrasana (Krieger) I und II

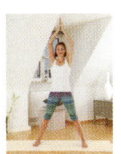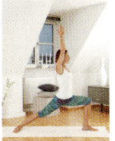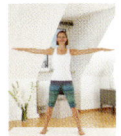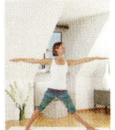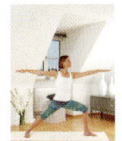

I *»Ich bin stabil im Körper und in der Seele.«*
II *»Ich bin furchtlos, ich bin furchtlos, ich bin furchtlos.«* Je 2-mal (S.52 f.)

6 Bhujangasana (Kobra)

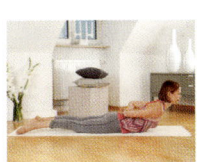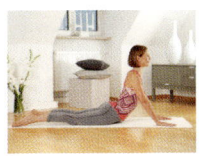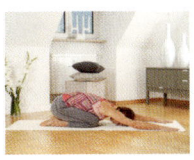

»Mein ganzes Nervensystem ist voller Nervenkraft.« 2-mal (S.62 f.)

7 Vakrasana (Drehübung im Sitzen)

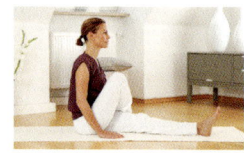 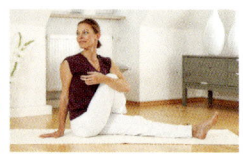

*»Mein ganzes Nervensystem ist voller
Lebenskraft.«* Je 2-mal (S. 63 f.)

8 Viparita Karani (halbe Kerze)

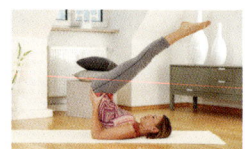

*»Meine Anwesenheit im Körper
bedeutet Form und Schönheit, Kraft
und Gesundheit.«* 2-mal (S. 68 f.)

9 Nadi Sodhana (Pendelatmung)

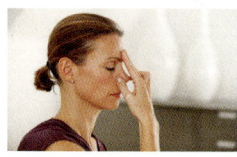

*»Ich ruhe vollkommen in meinem
inneren Gleichgewicht.«* Je 7-mal
(S. 34)

10 Kundalini-Atmung (Magnetisierung der Wirbelsäule)

*»Wie ein heiliger Strom fließt meine
Lebensenergie die Wirbelsäule hinauf
bis zum Gehirn.«* 12-, 24-, 36-mal
(S. 29)

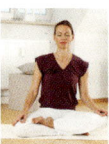 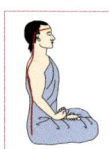

11 Meditation, Stille-Übung

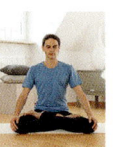

»Ruhe, Frieden, Harmonie«.
Die innere Stille erleben. 5 Minuten
(S. 34 f.)

12 Savasana (Entspannung, aktive Ruhe)

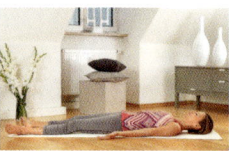

*»Ich bin ruhig, ich bin friedlich, ich
bin harmonisch, ich bin es bewusst.«*
5 Minuten (S. 30 f., S. 50)

Kopfschmerzen

Kopfschmerzen sind sehr häufig. Fast jeder leidet einmal darunter. Man schätzt, dass etwa 85 % (!) aller Schmerzmittel wegen Kopfschmerzen eingenommen werden. Meistens handelt es sich um funktionelle oder primäre Kopfschmerzen. Es gibt Menschen, die besonders anfällig für Kopfschmerzen sind, sodass man auch von »Kopfschmerz-Typen« spricht.

Die meisten Kopfschmerzen sind funktioneller Natur. Am bekanntesten ist die Migräne, ein so genannter Attacken-Kopfschmerz, der meist halbseitig beginnt und oft von Übelkeit sowie Licht- und Geräuschempfindlichkeit begleitet wird.

Ähnlich häufig ist der Spannungskopfschmerz, ein drückender, oft haubenförmiger Kopfschmerz, meist auf beiden Seiten des Kopfes, von der Stirn bis zum Hinterkopf. Die Schmerzen werden als dumpf, drückend oder klopfend empfunden.

Andere Schmerzen gehen, dumpf und drückend, vom Nacken aus und dehnen sich auf eine Kopfhälfte aus (zervikogener Kopf-schmerz), andere bilden eine Kombination aus Spannungskopfschmerz und Migräne, aus haubenförmigen und einseitigen Kopfschmerzen im Wechsel (Kombinationskopfschmerz). Wenn Kopfschmerzen zunehmen oder häufiger auftreten, obwohl man die Dosis des Kopfschmerzmittels steigert (was man nicht tun sollte), dann können die Schmerzmittel selbst die Ursache für den Kopfschmerz werden (medikamenteninduzierter Kopfschmerz).

Allein diese Aufzählung zeigt, dass das Thema »Kopfschmerz« sehr komplex ist, wobei man lernen muss, mit seinem »eigenen« Kopfschmerz richtig umzugehen, um Medikamente einzusparen.

Lebensstil

Gehen Sie zurückhaltend mit Schmerzmitteln um und beginnen Sie bereits bei den ersten Anzeichen des Kopfschmerzes mit der Selbstbehandlung. Dazu sind eine gute Körperwahrnehmung (die durch Yoga verbessert wird) und ein Gespür für die möglichen Ursachen des Kopfschmerzes wichtig. Ein »Kopfschmerztagebuch« kann helfen, sich dieser Ursachen noch besser bewusst zu werden.

Bei allen Kopfschmerzformen ist es zunächst wichtig, Spannungen durch Entspannung abzubauen (siehe Übungsprogramm) und durch achtsamen Umgang mit seiner Umgebung nicht neuen Stress aufzubauen.

> Treten Kopfschmerzen plötzlich und neu auf oder verlaufen ungewohnt, sollte man sich auf jeden Fall ärztlich untersuchen lassen, um nichts zu übersehen bzw. die Ursache des Schmerzes vielleicht direkt angehen zu können.

Auch Bewegung an frischer Luft hat sich bewährt. Denn durch körperliche Aktivität werden Spannungen abgebaut, und die Durchblutung des Kopfes wird gefördert. Noch besser ist es, ein Ausdauertraining mit entspannender, moderater Intensität regelmäßig durchzuführen. Dadurch nehmen Kopfschmerzattacken eindeutig ab.

Wichtig ist außerdem eine ausreichende Flüssigkeitszufuhr, etwa eineinhalb bis zwei Liter pro Tag. Die Ernährung sollte ausgewogen, mikronährstoffreich und vollwertig sein. Nahrungsmittel, die man erfahrungsgemäß nicht verträgt oder die von Kopfschmerzen gefolgt werden, lässt man besser weg. Besonders häufige Trigger-Nahrungsmittel sind: Käse, Rotwein, Alkohol, Schokolade, Kaffee (in großen Mengen), Geschmacksverstärker (Glutamat) und Kochsalz (in großen Mengen); weitere Trigger-Faktoren sind Rauchen (Nikotin), Stress, Schlafstörungen, hormonelle Schwankungen (Menstruation, Klimakterium), Wetterwechsel (Klimaveränderung).

Auch ein niedriger Blutzuckerwert kann eine Migräne-Attacke auslösen. In diesem Fall bessern sich die Kopfschmerzen schnell, wenn man etwas Süßes zu sich nimmt (z. B. einen Keks, ein Stückchen Schokolade oder eine Trockenfeige).

Außer Achtsamkeitstraining durch Entspannung und Yoga haben sich noch folgende weitere Methoden bewährt:

- Heilfasten,
- warme Fußbäder (Senfmehlfußbad),
- Akupunktur,
- Homöopathie,
- Neuraltherapie,
- manuelle Therapie (Osteopathie),
- Sauna und Wasseranwendungen (Kneipp).

Auch sollten Zahnherde (Zahnarzt) beseitigt werden.

Schließlich kann auch eine optimale Mikronährstoffversorgung dazu beitragen, die Häufigkeit von Kopfschmerzattacken signifikant zu vermindern. Dabei hat sich besonders eine Kombination aus Magnesium, Niacin (Vitamin aus dem B-Komplex) und Coenzym Q10 (Anhebung des Energie-Niveaus) bewährt.

Wichtige Mikronährstoffe

- Magnesium (»Salz der inneren Ruhe«)
- Coenzym Q10 (Energie)
- Niacin und Vitamin-B-Komplex (Nervenvitamine)
- Omega-3-Fettsäuren (Krill-Öl; Phospholipide für das Gehirn)
- Selen; Polyphenole (sekundäre Pflanzenstoffe, OPC, Resveratrol)

Übungsprogramm

Es geht besonders darum, Verspannungen im Nacken durch gezielte Entspannung zu lösen, Blockaden in der Wirbelsäule zu beseitigen und das Energie-Niveau anzuheben. Bei der Umkehrhaltung (halbe Kerze) muss man selbst entscheiden, wie sie dem Kopfschmerz bekommt. Meistens bessert er sich – aber leider nicht immer.

Übungsprogramm

1 Dreiteilige und vollständige Yogi-Atmung

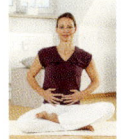 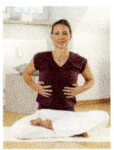 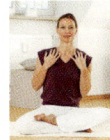

»Ich strahle Ruhe und Frieden aus wie eine Sonne, wo immer ich bin.«
3-mal/7-mal (S. 33)

2 Ha-Atmung im Stehen

Einatmend Arme hoch, auf ha ausatmend hinuntergehen. *»Ich bin rein, weil ich als reiner Geist im Körper bin.«*
7-mal (S. 33)

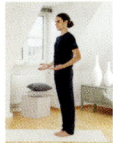 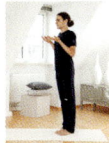 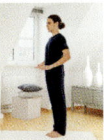

3 Janu Sirsasana (Knie-Kuss, Dehnung der Wirbelsäule)

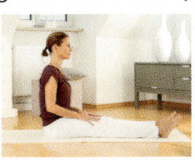 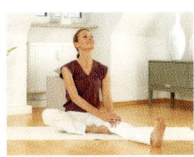 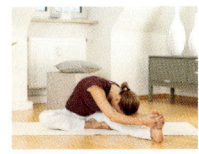

»Meine Anwesenheit im Körper bedeutet Form und Schönheit, Kraft und Gesundheit.« Je 2-mal (S. 58 f.)

4 Bhujangasana (Kobra)

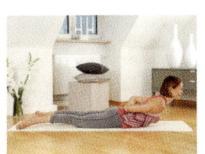 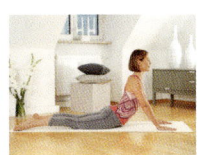 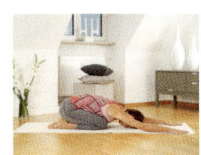

»Mein ganzes Nervensystem ist voller Nervenkraft.« 2-mal (S. 62 f.)

5 Drehübung im Liegen (Wirbelsäule)

»Ich bin elastisch in jedem Wirbel meines Rückens, in jedem Gelenk und in jedem Muskel meines Körpers.«
Je 2-mal (S. 67 f.)

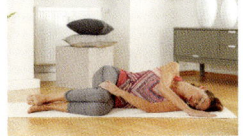 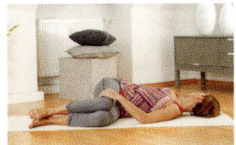

6 Viparita Karani (halbe Kerze)

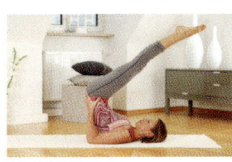

»Meine Anwesenheit im Körper bedeutet Form und Schönheit, Kraft und Gesundheit.« 2-mal (S. 68 f.)

7 Sonnenkraftentwicklung (Übung der Energielenkung)

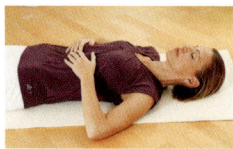

»Die Energie folgt den Gedanken.«
Das Sonnengeflecht im Oberbauch
warm machen. Ca. 5 Minuten (S. 69)

8 Sanfte Asanas zur Öffnung der Chakren (im Sitzen)

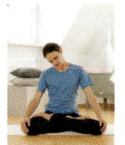 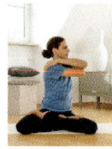 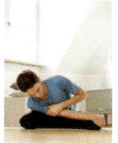 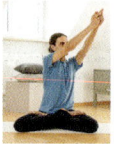 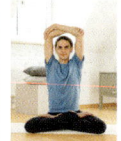

»Öffnung der Chakren«: Kopf kreisen,
Dreieck, Vajra, Flöte, Berg, Garn.
Je 7-mal (S. 46 ff.)

9 Nadi Sodhana (Pendelatmung)

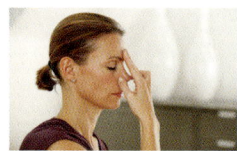

*»Ich ruhe vollkommen in meinem
inneren Gleichgewicht.«* Je 7-mal
(S. 34)

10 Kundalini-Atmung (Magnetisierung der Wirbelsäule)

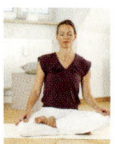 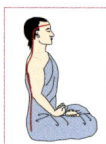

*»Wie ein heiliger Strom fließt meine
Lebensenergie die Wirbelsäule hinauf
bis zum Gehirn.«* 12-, 24-, 36-mal
(S. 29)

11 Meditation, Stille-Übung

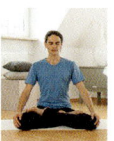

»Ruhe, Frieden, Harmonie«.
Die innere Stille erleben. 5 Minuten
(S. 34 f.)

12 Savasana (Entspannung, aktive Ruhe)

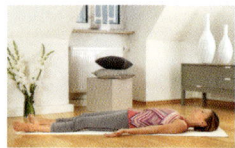

*»Ich bin ruhig, ich bin friedlich, ich
bin harmonisch, ich bin es bewusst.«*
5 Minuten (S. 30 f., S. 50)

Rückenschmerzen

Obwohl körperliche Belastungen im Berufs-
leben abgenommen haben, werden Rückenschmerzen immer häufiger. Inzwischen sind sie
sogar das Volksleiden Nummer 1. Schon Kinder
weisen bei der Einschulung immer öfter Hal-
tungsfehler auf. Außerdem sind bereits bei
Schulkindern alle fünf motorischen Hauptbeanspruchungsformen (Ausdauer, Kraft, Schnellig-
keit, Technik, Gelenkigkeit) um durchschnittlich
20 % weniger ausgeprägt als bei vergleichbaren
Jahrgängen vor 20 Jahren. Hier ist eine weitere
Zunahme von Wirbelsäulenbeschwerden und
Rückenschmerzen vorprogrammiert – was
allein schon ein Grund dafür wäre, bereits in
den Schulen mit gezielten Yoga-Übungen für
die Wirbelsäule zu beginnen.

Die meisten Rückenschmerzen beruhen auf
Fehlbelastungen und Haltungsfehlern, zum
Beispiel bei der Büroarbeit, bei der Arbeit mit
dem PC oder bei langen Autofahrten.

Neurologische Warnzeichen

Schmerzen, die in ein Bein oder in beide
Beine ausstrahlen, verbunden mit Taub-
heitsgefühlen, Kribbeln, »Elektrisieren«,
»Nadelstichen« oder Muskelschwäche,
Blasen- und/oder Mastdarmstörungen,
Gefühlsstörung um den After herum.
Nachlassen des Schmerzes verbunden
mit zunehmender Lähmung.

Wichtig zu wissen ist, dass ein Bandscheiben-
vorfall nur sehr selten die Ursache von Rückenschmerzen ist. Bei den meisten Patienten, die
wegen akuter Rückenschmerzen einen Arzt auf-
suchen, findet sich keine spezifische Ursache
(70 %). Man spricht dann von einem »akuten
idiopathischen Rückenschmerz«. 90 % dieser
Patienten sind nach zwei bis vier Wochen wieder beschwerdefrei.

Die wichtigste Maßnahme bei dieser Art von
Rückenschmerzen besteht darin, unnütze
Untersuchungen und Therapien zu unterlassen.
Nur bei neurologischen Warnzeichen ist eine
nähere Untersuchung notwendig.

Wirbelsäulenbeschwerden und Rückenschmerzen beginnen meist mit Muskelverspannungen
(Nacken, Brustwirbelsäule, Lendenwirbelsäule)
durch Fehlbelastungen bei der Arbeit bzw.
durch Stress. Mit zunehmendem Alter kommen
noch degenerative Veränderungen der Wirbelsäule hinzu, die die Schmerzen chronisch werden lassen. Schließlich gibt es Verschiebungen
und Blockaden in den kleinen Wirbelgelenken
(Facettengelenken) der einzelnen Wirbelkörper,
die zu Beeinträchtigungen des vegetativen
Nervensystems führen, das außen an der
Wirbelsäule anliegt und die inneren Organe mit
Nervenenergie versorgt. Störungen dieses fei-
nen Netzwerkes vegetativer Fasern entlang der
Wirbelsäule haben oft auch eine Fernwirkung
auf die von ihnen mit Nerven versorgten inneren Organe, sodass es zum Beispiel zu Herzrhythmusstörungen (Extraschläge, »Herzstol-

pern«) oder zu einem Reizdarmsyndrom kommen kann.

Es gibt also genügend Argumente, rechtzeitig und auf Dauer etwas für die Wirbelsäule zu tun!

Lebensstil

Zunächst sollte man immer auf eine richtige Körperhaltung mit gerader Wirbelsäule achten. Auch der Besuch einer Rückenschule ist hilfreich, da sie Anleitungen gibt, wie man sich im Alltag richtig bewegt. Ist man gezwungen, über längere Zeit hinweg am Schreibtisch oder PC zu arbeiten, hilft es, immer wieder kurze Pausen einzulegen, in denen man die Haltung korrigiert und verspannte Muskeln lockert.

Da die Wirbelsäule auch »die Spielwiese der Seele« ist, sollte man lernen, mit Stress umzugehen (siehe Seite 112), keinen unnötigen Stress auf- und vorhandenen Stress gleich wieder abzubauen. Dazu dienen Entspannung und Yogatechniken in idealer Weise.

Weiterhin ist die richtige Kombination aus Ausdauer- und Krafttraining wichtig. Beim Krafttraining ist es sinnvoll, vor allem die Rücken- und Bauchmuskeln zu stärken, da dies eine bessere Körperhaltung zur Folge hat.

Bei akuten Beschwerden können oft auch Chiropraktik, Osteopathie, Massagen und warme Packungen helfen.

Auch durch die Ernährung kann man Rücken- und ganz allgemein auch Gelenkschmerzen günstig beeinflussen, indem man sich mehr einer vegetarischen Ernährung zuwendet. Wichtig gegen Entzündungen der Gelenke sind die sogenannten Fettfische (Makrele, Lachs, Hering) mit ihren Omega-3-Fettsäuren.

Wichtige Mikronährstoffe

- Magnesium (»Salz der inneren Ruhe«, muskelentspannend, knochenbildend)
- »Nervenvitamine« (B$_1$, B$_6$, B$_{12}$, Folsäure)
- Vitamin D$_3$ (Knochen, Gelenke, Muskelschmerzen)
- Omega-3-Fettsäuren (Krill-Öl, Fischöl, entzündungshemmend)
- Polyphenole (sekundäre Pflanzenstoffe, OPC, Resveratrol; entzündungshemmend)
- Auch hat sich die Einnahme von Enzymen (Ananas-Enzym, Bromelain) als hilfreich erwiesen.

Übungsprogramm

Bei den meisten Hatha-Yoga-Übungen steht die Wirbelsäule im Mittelpunkt. Dieses Übungsprogramm kann daher nur eine Auswahl sein. Meine Lieblingsübung ist die Drehübung im Liegen (siehe Seite 68). Sie justiert alle Wirbelgelenke und hält die Wirbelsäule gesund.

Weitere empfehlenswerte Übungen
Virabhadrasana I und II (S. 52 f.), Uddhita Trikonasana (S. 54), Parivritta Trikonasana (S. 54 f.), Parsvakonasana (S. 55), Janu Sirsasana (S. 59), Paschimottanasana (S. 59), Vakrasana (S. 63 f.).

Übungsprogramm

1 Sanfte Asanas zur Körperöffnung (im Stehen)

Die fünf Grundübungen für die
Öffnung der fünf Lebenselemente:
Wildgans, Yak, Wildpferd, Falke, Berg.
Je 7-mal (S. 43 ff.)

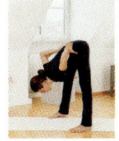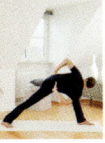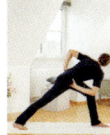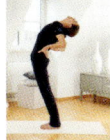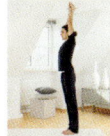

2 Parighasana (Kreuzbalken)

*»Ich bin elastisch im Körper und in
der Seele.«* Je 2-mal (S. 56 f.)

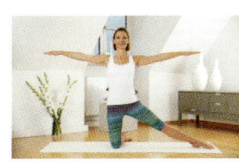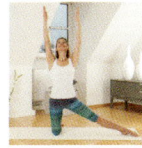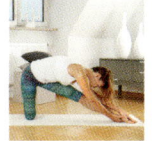

3 Bhujangasana (Kobra)

*»Mein ganzes Nervensystem ist voller
Nervenkraft.«* 2-mal (S. 62 f.)

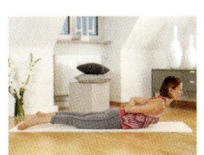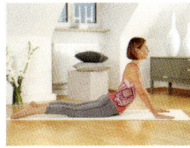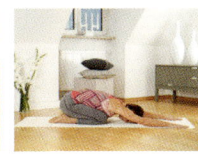

4 Kreuzstärkende Übungen (Chakravakasana)

  I Die Katze streckt ihr Bein. Je 7-mal
 II Katze (Katzenbuckel, Hohlkreuz). 7-mal
III Welle. *»Ich offenbare Nervenkraft
    im ganzen Körper.«* (S. 60 f.)

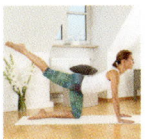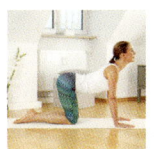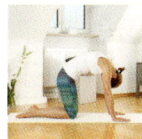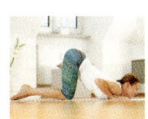

5 Dolasana (Rückgrat, Kraft)

*»Ich offenbare Nervenkraft im ganzen
Körper.«* 2-mal 8- bis 10-mal vor- und
zurückschaukeln (S. 60 f.)

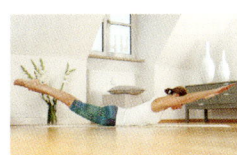

6 Drehübung im Liegen (Wirbelsäule)

*»Ich bin elastisch in jedem Wirbel
meines Rückens, in jedem Gelenk
und in jedem Muskel meines Körpers.«*
Je 2 mal (S. 68 f.)

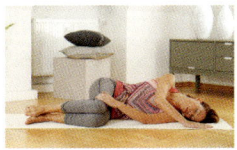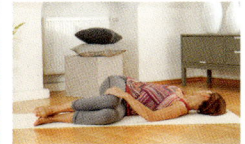

7 Viparita Karani (halbe Kerze)

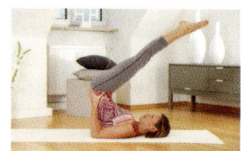

»Meine Anwesenheit im Körper bedeutet Form und Schönheit, Kraft und Gesundheit.« 2-mal (S. 68 f.)

8 Sanfte Asanas zur Öffnung der Chakren (im Sitzen)

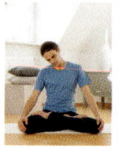 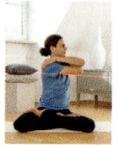 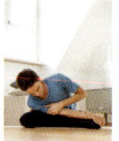 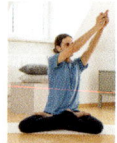 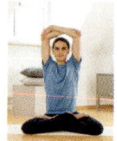

»Öffnung der Chakren«: Kopf kreisen, Dreieck, Vajra, Flöte, Berg, Garn. Je 7-mal (S. 46 ff.)

9 Nadi Sodhana (Pendelatmung)

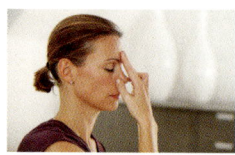

»Ich ruhe vollkommen in meinem inneren Gleichgewicht.« Je 7-mal (S. 34)

10 Kundalini-Atmung (Magnetisierung der Wirbelsäule)

»Wie ein heiliger Strom fließt meine Lebensenergie die Wirbelsäule hinauf bis zum Gehirn.« 12-, 24, 36-mal (S. 29)

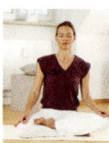 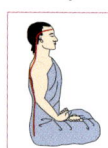

11 Meditation, Stille-Übung

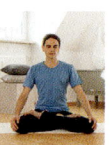

»Ruhe, Frieden, Harmonie«. Die innere Stille erleben. 5 Minuten (S. 34 f)

12 Savasana (Entspannung, aktive Ruhe)

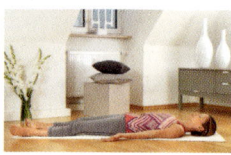

»Ich bin ruhig, ich bin friedlich, ich bin harmonisch, ich bin es bewusst.« 5 Minuten (S. 30 f., S. 50)

Schlafstörungen

An Schlafstörungen leiden heutzutage 10 bis 20 % aller Erwachsenen, bei über 65-Jährigen sogar über 40 %. Auch 25 bis 40 % der Kinder im Vorschul- und Schulalter leiden bereits unter Einschlaf- und Durchschlafstörungen.

Ein guter Schlaf ist sehr wichtig. Denn im Schlaf laufen viele biologische Prozesse ab, die verbrauchte körperliche, seelische und geistige Energien erneuern. Unser »Akku« wird wieder aufgeladen, sodass man den neuen Tag mit frischer Kraft beginnen kann. Heute spricht man vom »Burnout-Syndrom«, wenn der »Akku leer« ist, das heißt wenn die in unserem Nervensystem gespeicherte Energie verbraucht ist und nicht wieder aufgeladen werden kann. Daher ist ein schlechter Schlaf oft der Vorbote eines Burnout-Syndroms und umgekehrt: Ein guter Schlaf ist wichtiger Schutz, um dieser Entleerung der Körperbatterie vorzubeugen.

Interessanterweise ist bis heute medizinisch nicht geklärt, warum der Mensch stirbt, wenn man ihn nicht schlafen lässt. Schlaflabore haben uns in dieser Frage nicht weitergebracht. Einige Neurobiologen stellen deswegen bereits hinter vorgehaltener Hand die Frage, ob es nicht doch stimmen könnte, dass die Seele im Schlaf wandert, wie es die alten Weisheitslehren verkünden. Aber wohin wandert sie? Die Yogis sagen, dass die Seele nachts Verbindung mit der Quelle aufnimmt, von der sie ausgegangen ist. Das »kleine Selbst« vereinigt sich mit dem »großen Selbst«, um den »Akku«, die Lebensenergie (Prana) in Gehirn und Rückenmark mit neuer

kosmischer Energie aufzuladen. Jesus wusste das offenbar auch und hat es so ausgedrückt:
»*Der Mensch lebt nicht vom Brot* (= physische Nahrung) *allein, sondern von einem jeglichen Wort* (= Schwingung, Energie), *das durch den Mund Gottes* (= verlängertes Mark) *geht*.« Matthäus 4.4 (siehe auch Seite 24)

Das Gleiche geschieht in der Meditation – aber nicht unbewusst wie im Schlaf, sondern bewusst. So kann man erklären, dass tibetische Mönche viele Tage auf der Flucht ohne Schlaf auskommen konnten, weil sie sich immer wieder in der Meditation mit dem »großen Selbst« vereinigt haben, um bei Kräften zu bleiben. Auch wissenschaftliche Untersuchungen haben inzwischen ergeben, dass Meditierende generell mit weniger Schlaf auskommen.

Lebensstil

Es ist heute fast überlebenswichtig zu lernen, wie man gut schläft. Daher sind die Yoga-Tipps für einen guten Schlaf besonders nützlich:

Schließlich sollte man vor dem Schlafengehen immer das gleiche »Ritual« durchführen, damit der Körper weiß, dass es jetzt Schlafenszeit ist, und sich automatisch darauf einstellt. So könnte man zum Beispiel vor dem Schlafengehen noch einmal hinausgehen, bewusst die Nachtluft atmen und die Weite des Sternenhimmels in sich aufnehmen. Der heutige Tag ist vorbei. Man kann nichts mehr an dem ändern, was

Yoga-Tipps für einen guten Schlaf

- Bewegen Sie sich ausreichend an frischer Luft, bis Sie das Gefühl einer leichten Müdigkeit haben.
- Negative Gedanken und Gefühle lassen uns nicht schlafen. Man muss lernen, sie bewusst loszulassen und sich von ihnen zu befreien. Dabei hilft eine gute Entspannungstechnik und regelmäßiges Yoga (siehe Übungsprogramm).
- Man sollte abends nicht zu spät und nicht zu viel essen und nur leicht verdauliche Speisen zu sich nehmen. Denn der Schlaf wird durch eine starke Verdauungstätigkeit und die anregende Wirkung eines aktivierten Stoffwechsels gestört.
- Das Schlafzimmer gut lüften und temperieren (weder zu kalt noch zu warm).

- Jeder Raum hat seine Schwingung. Betreten Sie das Schlafzimmer immer nur mit guten Gedanken und Gefühlen.
- Gehen Sie nie unmittelbar nach einem Streit zu Bett. Achten Sie darauf, Streit und andere negative Schwingungen harmonisch aufzulösen, bevor Sie schlafen gehen. Gleiches gilt für belastende Diskussionen und Probleme.
- Ein positives inneres Bild erleichtert das Einschlafen, z. B. eine »Blumenwiese«, auf der man sich entspannt niederlässt.
- Wacht man nachts auf, legt man die Hände auf den Bauch und führt solange bewusst die Yogi-Bauchatmung durch, bis man wieder einschläft.

---

man an diesem Tag getan hat. Man darf zufrieden sein, wenn man sein Bestes gegeben hat – und wenn nicht, dann gibt man es eben morgen.

> *»Wenn es Dir nun an Fähigkeit, aber nicht an guter Absicht mangelt, hast Du aus der Sicht Gottes alles getan.«*
> Meister Eckehart

Wichtige Mikronährstoffe

- Phytotherapie (Baldrian, Hopfen, Passionsblume, Melisse)
- Magnesium (»Salz der inneren Ruhe«)
- Zink, Selen

- Omega-3-Fettsäuren (Krill-Öl; Phospholipide für das Gehirn)

Übungsprogramm

Für einen guten Schlaf sind besonders Entspannung und Atmung (Bauchatmung) wichtig. Am besten schläft man ein, wenn man das Loslassen negativer Gedanken und Gefühle und der Körperteile von unten nach oben während der Einschlafphase übt.

Übungsprogramm

1 Dreiteilige und vollständige Yogi-Atmung

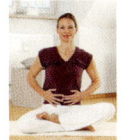 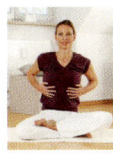 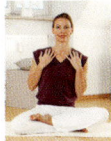

»Ich strahle Ruhe und Frieden aus wie eine Sonne, wo immer ich bin.« 3-mal/7-mal (S. 33)

2 Ha-Atmung im Stehen

Einatmend Arme hoch, auf »ha« ausatmend hinuntergehen. *»Ich bin rein, weil ich als reiner Geist im Körper bin.«* 7-mal (S. 33)

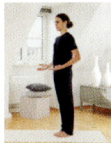 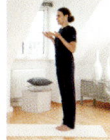 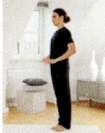

3 Sanfte Asanas zur Körperöffnung (im Stehen)

Die fünf Grundübungen für die Öffnung der fünf Lebenselemente: Wildgans, Yak, Wildpferd, Falke, Berg. Je 7-mal (S. 43 ff.)

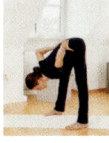 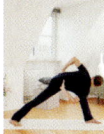 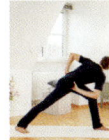 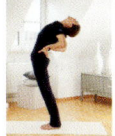 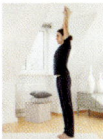

4 Bhujangasana (Kobra)

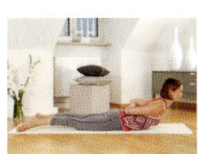 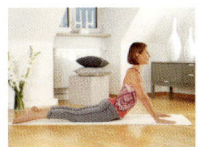 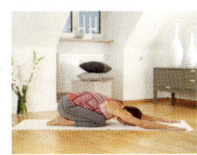

»Mein ganzes Nervensystem ist voller Nervenkraft.« 2-mal (S. 62 f.)

5 Pavanamuktasana

Innere Reinigung. *»Ich bin rein im Körper und in der Seele.«* Je 2-mal/7-mal (S. 67)

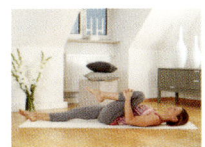 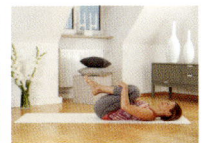 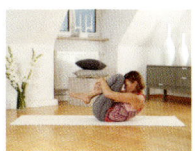

6 Drehübung im Liegen (Wirbelsäule)

»Ich bin elastisch in jedem Wirbel meines Rückens, in jedem Gelenk und in jedem Muskel meines Körpers.« Je 2-mal (S. 68 f.)

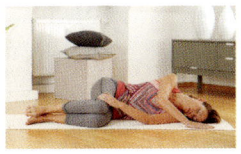 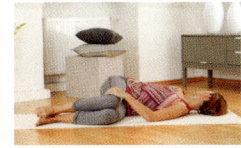

7 Viparita Karani (halbe Kerze)

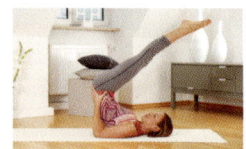

*»Meine Anwesenheit im Körper
bedeutet Form und Schönheit, Kraft
und Gesundheit.«* 2-mal (S. 68 f.)

8 Sanfte Asanas zur Öffnung der Chakren (im Sitzen)

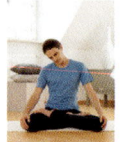 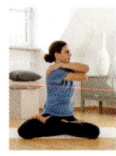 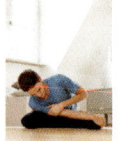 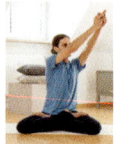 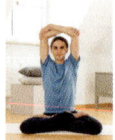

»Öffnung der Chakren«: Kopf kreisen,
Dreieck, Vajra, Flöte, Berg, Garn.
Je 7-mal (S. 46 ff.)

9 Nadi Sodhana (Pendelatmung)

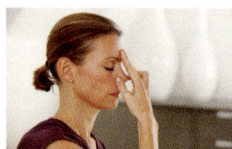

*»Ich ruhe vollkommen in meinem
inneren Gleichgewicht.«* Je 7-mal
(S. 34)

10 Kundalini-Atmung (Magnetisierung der Wirbelsäule)

*»Wie ein heiliger Strom fließt meine
Lebensenergie die Wirbelsäule hinauf
bis zum Gehirn.«* 12-, 24-, 36-mal
(S. 29)

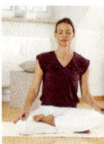 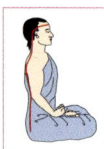

11 Meditation, Stille-Übung

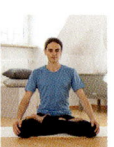

»Ruhe, Frieden, Harmonie«.
Die innere Stille erleben. 5 Minuten
(S. 34 f.)

12 Savasana (Entspannung, aktive Ruhe)

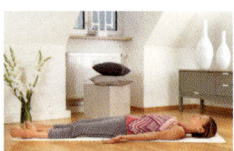

*»Ich bin ruhig, ich bin friedlich, ich
bin harmonisch, ich bin es bewusst.«*
5 Minuten (S. 30 f., S. 50)

Stress

Stress kann schädlich sein – ist aber auch lebensnotwendig. Das Wort »Stress« kommt aus der englischen Sprache und bedeutet so viel wie »Druck« oder »Kraft«. In die Medizin hat dieses Wort der Forscher Hans Selye eingeführt und wollte damit ein charakteristisches Reaktionsmuster kennzeichnen, das Tiere und Menschen als Antwort auf eine erhöhte Beanspruchung zeigen. Sie führen zu Anpassungen in Richtung einer erhöhten Leistungsfähigkeit. Das heißt: Der richtige Stress, richtig dosiert, ist eine wichtige Voraussetzung für körperliche und geistige Leistungsfähigkeit.

Die Reize, die eine Stressreaktion auslösen, bezeichnet man als »Stressfaktoren« oder »Stressoren«. Dabei gibt es nicht nur psychische Stressfaktoren wie Leistungsdruck, Prüfungen oder auch Isolation, sondern auch physikalische Stressoren wie Hitze, Kälte oder Lärm und medizinische Stressfaktoren wie Verletzungen, Operationen oder Infektionen. Alle diese Reize lösen, obwohl sie so unterschiedlich sind, die gleichen Körperreaktionen aus, die man als »Anpassungssyndrom« bezeichnet: Über ein bestimmtes Zentrum im Gehirn (Hypothalamus) werden das sympathische Nervensystem (das Nervensystem der Erregung) und die Nebennieren zu erhöhter Tätigkeit angeregt, was zu einer erhöhten Ausschüttung von Stresshormonen (Adrenalin und Noradrenalin) sowie des Nebennierenrindenhormons Cortisol führt. Überdosierter Stress, vor allem auch Dauerstress, führt zu einer Vergrößerung der Nebennierenrinde, aber auch zu einer Schrumpfung der Thymusdrüse und zur Hemmung des Immunsystems.

Unser Organismus verfügt über eine gewisse Reaktionsbreite, die es ihm ermöglicht, auch Dauerstress über eine gewisse Zeit zu ertragen. Wird diese physiologische Reaktionsbreite, die individuell recht unterschiedlich ist, auf Dauer jedoch überschritten, führen die genannten

↓ = Stressreiz

Vorphase | Alarmphase | Erholungsphase

Wiederholte Stressreize ohne Entspannung führen zu Daueranspannung, Dauerstress und Stresskrankheiten

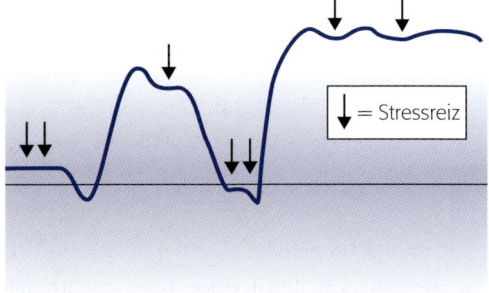

↓ = Stressreiz

Stressfaktoren zu Disstress, der Stresskrankheiten, wie z. B. Magengeschwüre, Bluthochdruck oder Herzinfarkt, fördern kann. Betrachtet man die Entwicklung der Menschheit , so ist die Stressreaktion eine sehr sinnvolle und manchmal auch heute noch lebensnotwendige Reaktion. Denn sie ermöglicht es dem Menschen seit Jahrtausenden, sich sekundenschnell auf extreme Körperreaktionen vorzubereiten, wie zum Beispiel Angriff oder Flucht. In abgeschwächter Form ist eine solche Reaktionsmöglichkeit auch heute noch wichtig, um auf bestimmte Umweltreize schnell reagieren zu können (z. B. im Straßenverkehr, Sport u. a.). Diesen positiven, anregenden und abhärtenden Stress bezeichnet man als »Eustress« (griechisch: »eu« = gut). Jeder Mensch braucht ein bestimmtes Maß an Eustress, um leistungsfähig zu werden und zu bleiben – oder seine Leistungsfähigkeit und Belastbarkeit noch zu steigern. Die Stressreaktion ist also eine wichtige und wirksame Reaktion, mit der man jedoch lernen muss, richtig umzugehen. Das Rezept ist einfach: Disstress vermeiden, Eustress bevorzugen.

Lebensstil

Auch wenn verschiedene Umweltfaktoren zu Disstress führen können, fügen sich Menschen gegenseitig jedoch den größten Disstress zu, vor allem auf psychischer Ebene. Dabei geht es nicht so sehr um die Quantität des in Gang gesetzten Energiestromes, sondern um seine Qualität: Das Negative ist es, was uns so zusetzt, weil unser Nervensystem für diese Art von »Strom« nicht gebaut ist. Auch in der Technik ist es so: Wenn der falsche Strom in den Leitungen fließt, brennen sie durch. Daher gilt es vor allem die negativen »Ströme« von Hass, Ärger, Neid, Eifersucht und Aggressivität zu vermeiden und positive »Ströme« wie Freude, Begeisterung, Optimismus und Erfolgserlebnisse zu bevorzugen (siehe Seite 30 f.). Das geht leichter, wenn man sich gegenseitig mag und akzeptiert, wenn man leistungsbereit ist – und wenn man die innere Größe besitzt, seine Mitmenschen nicht nur zu kritisieren, sondern auch zu loben. Denn Lob setzt viele produktive Energien frei und ist die beste stressfreie Motivation.

Wichtige Mikronährstoffe

- Magnesium (»Salz der inneren Ruhe«)
- Vitamin-B-Komplex (Nervenvitamine, erhöhen Stressresistenz)
- Vitamin C (wichtig für Nebennieren)
- Omega-3-Fettsäuren (Krill-Öl; Phospholipide für Gehirn und Nervensystem)
- Polyphenole (sekundäre Pflanzenstoffe, OPC, Resveratrol; schützen vor oxidativem Stress)

Übungsprogramm

»Das Bewusstsein wird allmählich klar, wenn wir uns aus innerer Überzeugung jeweils freundlich, hilfsbereit, begeisterungsfähig und verzeihend gegenüber Menschen verhalten.«
Patanjali I.33

Weitere empfehlenswerte Übungen
Nervenstärkende Atmung (S. 34), Utthita Trikonasana (S. 54), Utthita Parsvakonasana (S. 55), Janu Sirsasana (S. 59), Paschimottanasana (S. 59), Vakrasana (S. 63 f.).

Übungsprogramm

1 Dreiteilige und vollständige Yogi-Atmung

*»Ich strahle Ruhe und Frieden aus
wie eine Sonne, wo immer ich bin.«*
3-mal/7-mal (S. 33)

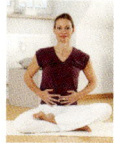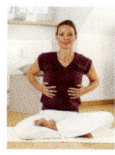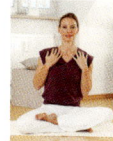

2 a Atem anhalten mit eingeatmeter Lunge
»Ich entwickle Willenskraft von Moment zu Moment.«
2-mal 7 bis 14 Sekunden (S. 33)
b Atem anhalten mit ausgeatmeter Lunge,
»Ich entwickle Widerstandskraft von Moment zu Moment.«
2-mal 7 bis 14 Sekunden (S. 34)

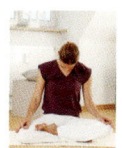

3 Ha-Atmung im Stehen

Einatmend Arme hoch, auf »ha« ausatmend hinuntergehen. *»Ich bin rein,
weil ich als reiner Geist im Körper bin.«*
7-mal (S. 43)

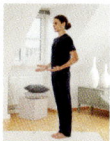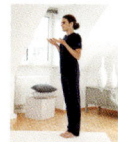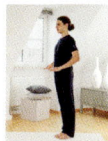

4 Einziehung des Bauches (Uddijana Bandha) im Stehen

Selbst-Beherrschung. *»Ich bin Meister
meines Körpers und meiner Seele.«*
7-mal (S. 56)

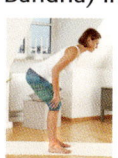

5 Virabhadrasana (Krieger) I und II

I *»Ich bin stabil im Körper und in der
   Seele.«*
II *»Ich bin furchtlos, ich bin furchtlos,
   ich bin furchtlos.«* Je 2-mal (S. 52 f.)

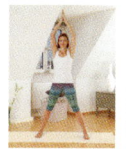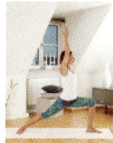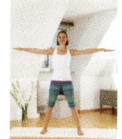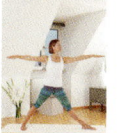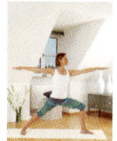

6 Bhujangasana (Kobra)

*»Mein ganzes Nervensystem ist voller
Nervenkraft.«* 2-mal (S. 62 f.)

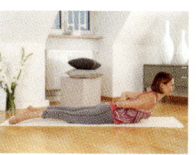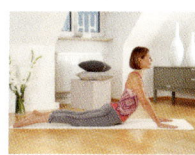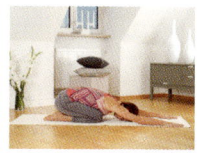

7 Drehübung im Liegen (Wirbelsäule)

»Ich bin elastisch in jedem Wirbel meines Rückens, in jedem Gelenk und in jedem Muskel meines Körpers.« Je 2-mal (S. 68 f.)

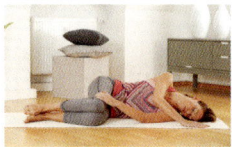 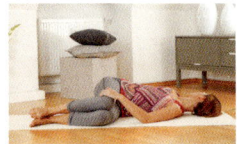

8 Viparita Karani (halbe Kerze)

»Meine Anwesenheit im Körper bedeutet Form und Schönheit, Kraft und Gesundheit.« 2-mal (S. 68 f.)

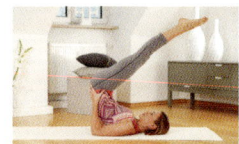

9 Nadi Sodhana (Pendelatmung)

»Ich ruhe vollkommen in meinem inneren Gleichgewicht.« Je 7-mal (S. 34)

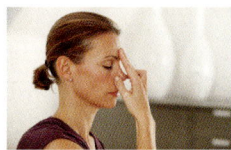

10 Kundalini-Atmung (Magnetisierung der Wirbelsäule)

»Wie ein heiliger Strom fließt meine Lebensenergie die Wirbelsäule hinauf bis zum Gehirn.« 12-, 24-, 36-mal (S. 29)

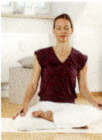 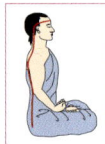

11 Meditation, Stille-Übung

»Ruhe, Frieden, Harmonie«. Die innere Stille erleben. 5 Minuten (S. 34 f.)

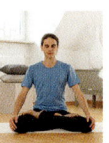

12 Savasana (Entspannung, aktive Ruhe)

»Ich bin ruhig, ich bin friedlich, ich bin harmonisch, ich bin es bewusst.« 5 Minuten (S. 30 f., S. 50)

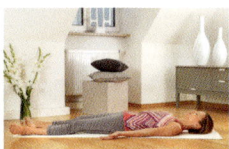

Verdauungsbeschwerden

Das Verdauungssystem besteht aus Mundhöhle, Speiseröhre, Magen, Dünn- und Dickdarm, Bauchspeicheldrüse, Leber und Galle. Es gibt eine ganze Reihe verschiedener Erkrankungen des Verdauungssystems, die hier allerdings nicht alle berücksichtigt werden können. Ganz allgemein kann Yoga jedoch mit den richtigen Übungen auch bei Erkrankungen des Verdauungssystems zur Heilung beitragen. Wir beschränken uns hier auf die wichtigsten funktionellen Störungen des Verdauungssystems, nämlich das Reizdarmsyndrom und die Verstopfung (Obstipation).

Das Reizdarmsyndrom ist eine der häufigsten und lästigsten funktionellen Störungen des Verdauungssystems. Es betrifft vor allem den Dickdarm, meist auf der linken Seite. Die Verkrampfung des Dickdarms beim Reizdarmsyndrom führt zu ziemlich lästigen und starken Dauerschmerzen und Blähungen, oft in zeitlichem Zusammenhang mit der Nahrungsaufnahme. Die Reizung des Dickdarms (Colon irritabile) kann unterschiedliche Gründe haben: psychischer Stress, eine Reaktion auf bestimmte Nahrungsmittel oder auch eine Störung der Darmflora. Hat der Facharzt die Diagnose »Reizdarmsyndrom« gestellt, braucht der Patient meist sehr viel Geduld, denn es gibt bisher keine optimalen spezifischen Medikamente. Umso wichtiger ist es, alle bekannten Maßnahmen anzuwenden – einschließlich Entspannung und Yoga –, um sich von diesen lästigen und manchmal auch stark beeinträchtigenden funktionellen Darmbeschwerden zu befreien.

Ähnlich viel Geduld ist notwendig, um einen trägen bzw. gar verstopften Darm wieder zu einer normalen Tätigkeit zu ermuntern – auf möglichst natürliche Weise und möglichst ohne Medikamente. Auch hier können Yoga-Übungen eine große Hilfe sein.

Lebensstil

Bei funktionellen Verdauungsbeschwerden (z. B. Reizdarmsyndrom) ist es immer wichtig, sich gründlich untersuchen zu lassen, um sich von der Angst vor einer schweren Erkrankung zu befreien. Es ist auch wichtig, ein Gefühl zu entwickeln, welche Einflüsse die Schmerzen beim Reizdarmsyndrom verstärken – ohne allerdings zu empfindlich zu werden.

Die Nahrung sollte vollwertig und vitalstoffreich sein und ausreichend Ballaststoffe enthalten. Daher sollte man auf eine ausreichende Zufuhr von Vollkornprodukten, Gemüse, Obst und Hülsenfrüchten (Erbsen, Bohnen, Linsen) achten. Das Gleiche gilt für die Darmträgheit (Obstipation). Erleichterung bringt oft die zusätzliche Zufuhr von Ballaststoffen in Form von Flohsamenschalen, Kleie oder auch Trockenfrüchten zusammen mit Joghurt und Äpfeln. Bei manchen Formen des Reizdarmsyndroms hat sich auch die Wiederherstellung einer gesunden Darmflora durch Milchsäurebakterien bewährt. Nahrungsmittelunverträglichkeiten sind eine häufige Ursache von Verdauungsbeschwerden. Auslöser sind oft Milch und Milchprodukte,

Getreide (Weizen, Mais), Zitrusfrüchte, Kaffee oder Lebensmittelzusätze (Konservierungsmittel, Geschmacksverstärker u. a.).

Bei Menschen, die Milchzucker (Laktose) schlecht vertragen, treten nach dem Genuss von Milchprodukten Bauchschmerzen und Blähungen auf. Oft werden aber kleine Mengen von Joghurt und gereiftem Käse, die weniger Laktose enthalten, trotzdem relativ gut vertragen.

Eine Allergie auf Gluten (ein Eiweißstoff, der in Weizen, Hafer, Roggen und Gerste vorkommt) besteht bei der Zöliakie, einer Nahrungsmittelintoleranz, die die Dünndarmwand schädigt (Schwund der Dünndarmzotten) und dazu führt, dass viele Nährstoffe weniger gut aufgenommen werden. Auch die Zöliakie kann Ursache eines Reizdarmsyndroms sein.

Da der Darm stark mit Nerven durchsetzt ist, reagiert er auch stark auf Stress. Man sollte also lernen, bestehenden Stress ab- und eine höhere Stresstoleranz aufzubauen (siehe Seite 112).

Empfehlenswert ist auch regelmäßige körperliche Aktivität (Ausdauer, Kraft), um die psychophysische Stabilität zu steigern und die Schmerzschwelle anzuheben. Außerdem fördert Sport (vor allem Radfahren) die Darmtätigkeit.

Wichtige Mikronährstoffe

- Flohsamenschalen, Weizenkleie, Laktobazillus- und Bifidobakterien-Kulturen (Wiederherstellung einer gesunden Darmflora)
- Magnesium (»Salz der inneren Ruhe«)

- Selen und Zink (Stärkung des darmassoziierten Immunsystems)
- Coenzym Q10 (Anhebung der Energie)
- Vitamin-B-Komplex (Nervenvitamine)
- Omega-3-Fettsäuren (Krill-Öl; Fisch-Öl; Phospholipide für das Nervensystem, entzündungshemmend)

Hinweis

Bei entzündlichen Darmerkrankungen und Resorptionsstörungen sollte der Mangel an Mikronährstoffen durch Messungen der Blutwerte verifiziert werden.

Übungsprogramm

Bei dem geistigen Gesetz der Reinheit (Saucha) (siehe Seite 22) geht es nicht nur um äußere Hygiene, sondern auch um die Reinheit der zugeführten Nahrung und die innere Reinheit des Verdauungssystems. Eine gute Verdauung ist mindestens genauso wichtig wie eine gesunde Ernährung.

Weitere empfehlenswerte Übungen

Sanfte Asanas zur Körperöffnung (im Stehen und Sitzen; S. 43–49), Parivritta Trikonasana (S. 54 f.), Parighasana (S. 57), Paschimottanasana (S. 59), Drehübung im Liegen (S. 68), Viparita Karani (S. 68 f.).

Übungsprogramm

1 Dreiteilige und vollständige Yogi-Atmung

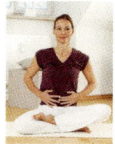 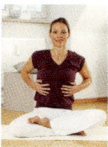 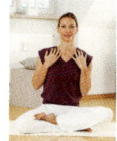

»Ich strahle Ruhe und Frieden aus wie eine Sonne, wo immer ich bin.« 3-mal/7-mal (S. 33)

2 Einziehung des Bauches (Uddiyana Bandha) im Stehen

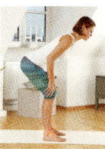

Selbst-Beherrschung. *»Ich bin Meister meines Körpers und meiner Seele.«* 7-mal (S. 56)

3 Janu Sirsasana (Kniekuss, Dehnung der Wirbelsäule)

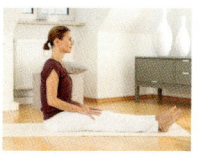 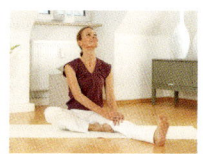 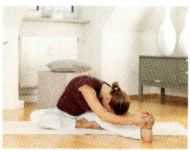

»Meine Anwesenheit im Körper bedeutet Form und Schönheit, Kraft und Gesundheit.« Je 2-mal (S. 58 f.)

4 Bhujangasana (Kobra)

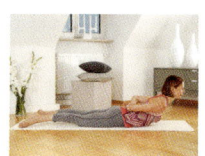 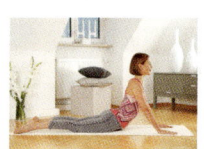 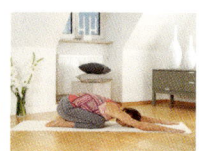

»Mein ganzes Nervensystem ist voller Nervenkraft.« 2-mal (S. 62 f.)

5 Vakrasana (Drehübung im Sitzen)

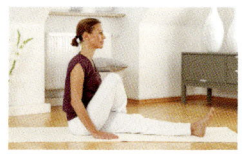 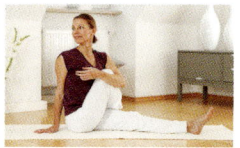

»Mein ganzes Nervensystem ist voller Lebenskraft.« Je 2-mal (S. 63)

6 Naukasana (Rudern)

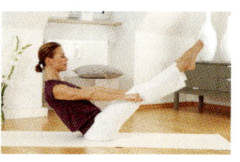 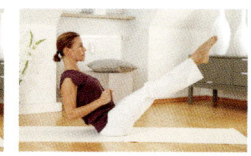

»Ich bin stark im Körper und in der Seele.« 10-mal/2-mal (S. 65)

7 Anantasana

*»Meine Anwesenheit im Körper
bedeutet Form und Schönheit, Kraft
und Gesundheit.«* Je 2-mal (S. 66)

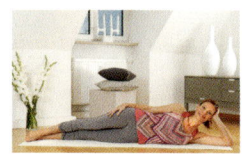 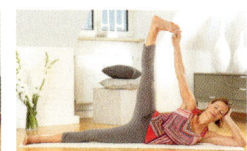

8 Pavanamuktasana

Innere Reinigung. *»Ich bin rein im
Körper und in der Seele.«*
Je 2-mal/7-mal (S. 46)

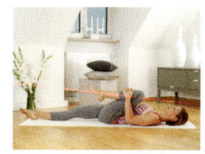 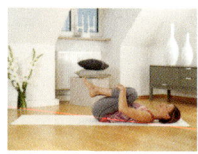 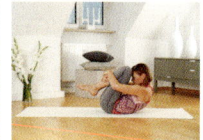

9 Nadi Sodhana (Pendelatmung)

*»Ich ruhe vollkommen in meinem
inneren Gleichgewicht.«* Je 7-mal
(S. 34)

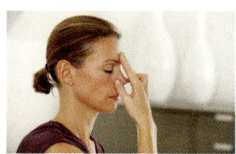

10 Kundalini-Atmung (Magnetisierung der Wirbelsäule)

*»Wie ein heiliger Strom fließt meine
Lebensenergie die Wirbelsäule hinauf
bis zum Gehirn.«* 12-, 24-, 36-mal
(S. 29)

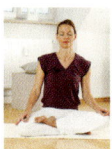 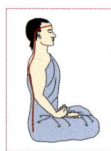

11 Meditation, Stille-Übung

»Ruhe, Frieden, Harmonie«.
Die innere Stille erleben. 5 Minuten
(S. 34 f.)

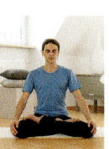

12 Savasana (Entspannung, aktive Ruhe)

*»Ich bin ruhig, ich bin friedlich, ich
bin harmonisch, ich bin es bewusst.«*
5 Minuten (S. 30 f., S. 50)

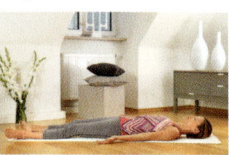

Wechseljahre

Die sogenannten Wechseljahre (Klimakterium, Menopause) stellen sich bei Frauen meist im 4. Lebensjahrzehnt ein. In dieser Zeit lässt die Funktion der Eierstöcke kontinuierlich nach. Die nachlassende Hormonproduktion (Progesteron, Östrogene) ist oft mit zahlreichen Symptomen des vegetativen Nervensystems verbunden. Im Vordergrund der Wechseljahresbeschwerden stehen meistens Leistungsabfall, Unlustgefühle, Schlafstörungen, Hitzewallungen, Nervosität und Depressionen. Dazu kommt noch eine Neigung zu Osteoporose, vor allem der Wirbelsäule, sowie eine Neigung zu Gewichtszunahme.

Vitamin D ist ein »Sonnenvitamin«

Etwa 90 % des vom Organismus benötigten Vitamin D kann in der Haut unter Einwirkung von Sonnenlicht gebildet werden:

»Wir wissen heute, dass in den meisten Regionen kurzzeitige und begrenzte Sonnenlichtexposition genügt, um ausreichende Vitamin-D-Spiegel zu erzielen. Die Exposition des Körpers in Badekleidung mit einer minimalen Erythem Dosis (MED) Sonnenlicht entspricht in etwa der oralen Einnahme von mindestens 10 000 I. E. Vitamin D.«

(Reichrath J, Reichrath S: Die Haut als endokrines Organ. Zschr. f. Orthomol. Med. 2: 10–12 (2013))

Auch Männer kommen in die Wechseljahre *(Klimakterium virile),* da der Rückgang der männlichen Hormone jedoch langsamer vor sich geht, sind diese weniger stark ausgeprägt. Trotzdem leiden auch Männer in dieser Zeit unter Stimmungsschwankungen, einem Rückgang der körperlichen und geistigen Leistungsfähigkeit, unter depressiven Verstimmungen und unter Gewichtszunahme.

Lebensstil

Es ist schwierig, bei der Vielzahl der Beschwerden ein Patentrezept zu geben. Yoga kann dabei eine große, anerkannte Hilfe sein. Das Grundprinzip eines Yoga-Übungsprogrammes gegen Wechseljahresbeschwerden besteht darin, durch Entspannung innere Ruhe zu erzeugen und durch Yoga-Körperübungen die Hormondrüsen anzuregen. Da die Hormondrüsen in der Nachbarschaft der großen Nervengeflechte entlang der Wirbelsäule (Chakren) und im Gehirn (Hirnanhangdrüse, Hypophyse) lokalisiert sind (siehe auch Seite 25), kann man durch Anregung der Energiezentren (Chakren) auch die Funktion der Hormondrüsen verbessern.

Auch körperliche Aktivität ist geeignet, Wechseljahresbeschwerden und Leistungsabfall entgegenzuwirken. Ausdauertraining stabilisiert Gesundheit, Immunsystem und Stimmungslage. Krafttraining vermittelt ebenfalls ein Wohlgefühl, beugt Muskelschwund (Sarkopenie) und Knochenschwund (Osteoporose) vor.

Die Ernährung sollte ausgewogen und vitalstoffreich sein. Außerdem sollte man darauf achten, Nahrungsmittel zu sich nehmen, die reichlich Calcium, Vitamin D (Milch, Milchprodukte) und Vitamin K (Gemüse) enthalten, um den Aufbau des Knochengerüstes zu unterstützen. Da Vitamin D ein »Sonnenvitamin« (siehe Kasten) ist, sollte man sich zudem so oft wie möglich in individuell richtiger Dosierung dem Sonnenlicht aussetzen.

Außerdem empfiehlt es sich, Eiweißzulagen in die Ernährung einzubauen, um die Stimmungslage anzuheben (hirnaktive Aminosäuren) und dem altersbedingten Muskelschwund und Knochenschwund vorzubeugen. Oft wird auch Soja-Protein wegen der darin enthaltenen Phytoöstrogene empfohlen – was aber kontrovers diskutiert wird (vor allem bei Brustkrebs, siehe Kasten).

Eine optimale Mikronährstoffversorgung kann dazu beitragen, die körperliche und psychische Belastbarkeit zu verbessern, dem Muskel- (Sarkopenie) und Knochenschwund (Osteoporose) vorzubeugen und neue Kräfte aufzubauen.

Wichtige Mikronährstoffe

Traubensilberkerze (Besserung von Stimmungsschwankungen, Schlafstörungen, Hitzewallungen u. a.); beruhigende Pflanzenextrakte (Baldrian, Hopfen, Melisse, Passionsblume, Lavendel); Magnesium (»Salz der inneren Ruhe«, Knochenaufbau); Vitamin D_3 und Kalzium (gegen Osteoporose, Immunsystem, Gelenke); Selen (Stimmungslage; Schilddrüse; Immunsystem); Coenzym Q10 (Energie); Omega-3-Fettsäuren (Krill-Öl; Phospholipide für das Gehirn); Protein-Shake (Vorbeugung gegen

Soja in den Wechseljahren?

In Studien bei Frauen mit hormonabhängigen Brusttumoren konnte weder ein positiver noch ein negativer Effekt von Soja nachgewiesen werden. *Das American Institute for Cancer Research* (AICR) hält aufgrund einer Metaanalyse von 40 Studien zu dem Thema einen täglichen Sojakonsum für unbedenklich, der etwa 160 Gramm Tofu oder einem halben Liter Sojamilch entspricht.

Muskelschwund, Förderung der Gewichtsabnahme: Molkenprotein, Sojaprotein); Polyphenole (Vorbeugung von Gelenkbeschwerden: sekundäre Pflanzenstoffe, OPC, Resveratrol)

Übungsprogramm

Besonders wichtig: Kräftigung des Beckenbodens, Lösung von Energieblockaden in der Wirbelsäule und Öffnung der Chakren (Nervenplexus, Hormondrüsen), Energielenkung nach oben zum Gehirn.

Weitere empfehlenswerte Übungen

Nervenstärkende Atmung (S. 34), Einziehung des Bauches (Uddiyana Bandha) im Stehen (S. 56), Parighasana (S. 57), Pavanamuktasana (S. 67), kreuzstärkende Übungen (Chakravakasana; S. 60).

Übungsprogramm

1 Dreiteilige und vollständige Yogi-Atmung

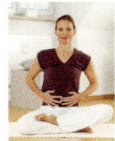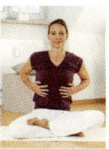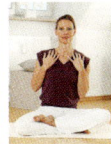

*»Ich strahle Ruhe und Frieden aus
wie eine Sonne, wo immer ich bin.«*
3-mal/7-mal (S. 33)

2 Sanfte Asanas zur Körperöffnung (im Stehen)

Die fünf Grundübungen für die
Öffnung der fünf Lebenselemente:
Wildgans, Yak, Wildpferd, Falke, Berg.
Je 7-mal (S. 43 ff.)

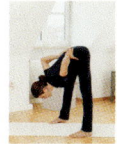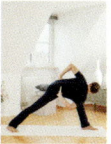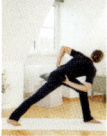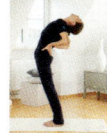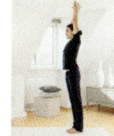

3 Virabhadrasana (Krieger) I und II

I *»Ich bin stabil im Körper und in der
   Seele.«*
II *»Ich bin furchtlos, ich bin furchtlos,
   ich bin furchtlos.«* Je 2-mal (S. 52 f.)

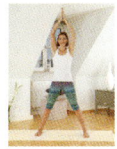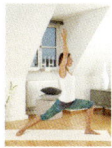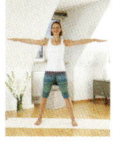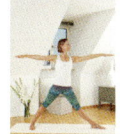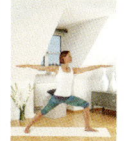

4 Janu Sirsasana (Knie-Kuss, Dehnung der Wirbelsäule)

*»Meine Anwesenheit im Körper
bedeutet Form und Schönheit, Kraft
und Gesundheit.«* Je 2-mal (S. 58 f.)

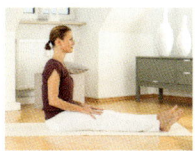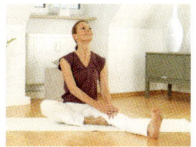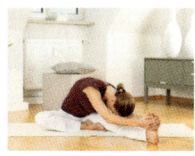

5 Bhujangasana (Kobra)

*»Mein ganzes Nervensystem ist voller
Nervenkraft.«* 2-mal (S. 62 f.)

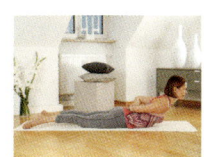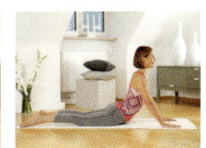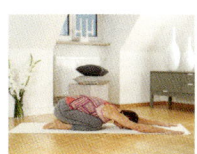

6 Vakrasana (Drehübung im Sitzen)

*»Mein ganzes Nervensystem ist voller
Lebenskraft.«* Je 2-mal (S. 63 f.)

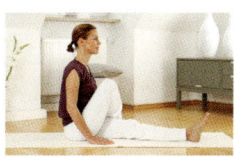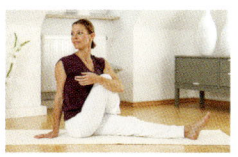

7 Viparita Karani (halbe Kerze)

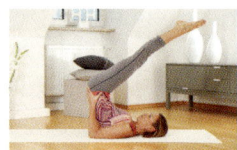

»Meine Anwesenheit im Körper bedeutet Form und Schönheit, Kraft und Gesundheit.« 2-mal (S. 68 f.)

8 Sanfte Asanas zur Öffnung der Chakren (im Sitzen)

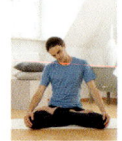 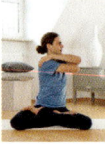 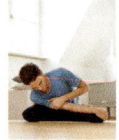 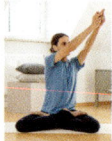 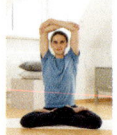

»Öffnung der Chakren«: Kopf kreisen, Dreieck, Vajra, Flöte, Berg, Garn. Je 7-mal (S. 46 ff.)

9 Nadi Sodhana (Pendelatmung)

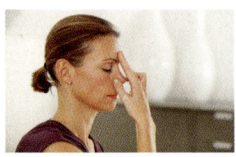

»Ich ruhe vollkommen in meinem inneren Gleichgewicht.« Je 7-mal (S. 34)

10 Kundalini-Atmung (Magnetisierung der Wirbelsäule)

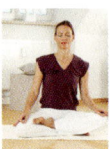 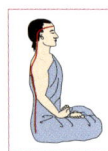

»Wie ein heiliger Strom fließt meine Lebensenergie die Wirbelsäule hinauf bis zum Gehirn.« 12-, 24-, 36-mal (S. 29)

11 Meditation, Stille-Übung

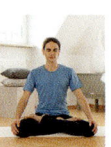

»Ruhe, Frieden, Harmonie«. Die innere Stille erleben. 5 Minuten (S. 34 f.)

12 Savasana (Entspannung, aktive Ruhe)

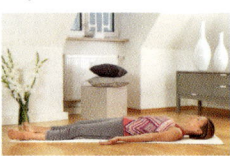

»Ich bin ruhig, ich bin friedlich, ich bin harmonisch, ich bin es bewusst.« 5 Minuten (S. 30 f., S. 50)

Schlusswort

Wenn man nach Indien oder China reist, wird empfohlen, sich vorher nach Krankenhäusern mit westlichem Standard zu erkundigen. Das hat seinen Grund. Und wenn man unsere moderne Medizin mit der Wissenschaft des Yoga, der ältesten Erfahrungswissenschaft der Menschheit, verbindet – wird sie noch besser. Dieses Buch ist aus der Praxis heraus geschrieben und bemüht sich, immer auf dem Boden der Realität zu bleiben. Es verknüpft die Quintessenz des Yoga mit den Erkenntnissen der modernen Wissenschaften. Dadurch wird der östliche Weg des Yoga für den westlichen Menschen gangbar gemacht und kann in das praktische Leben hineinfließen.

Yoga ist eine jahrtausendealte Lebenslehre und eine psycho-physische Methode, die dazu dient, die Selbstheilungskräfte zu stärken – und zwar unabhängig von jeder Weltanschauung. Die wichtigste Botschaft der Yogis – wie auch zunehmend der modernen Wissenschaften der Hirnforschung, Genetik und Neurobiologie – ist: Der Mensch ist Geist (Spirit), der einen Körper hat. Unser Geist im Sinne von Spirit ist eine Widerspiegelung des göttlichen Geistes in uns. Genau wie der Plan eines Baumes in einem kleinen Samen enthalten ist, befindet sich in uns der Keim der Vollkommenheit. Wir müssen ihn nur herausholen, auswickeln – entwickeln. Und wenn wir dieses Prinzip der Vollkommenheit, das wir durch Vereinigung mit dem Geist (Spirit) in der Entspannung und Meditation erleben, auf den physischen Körper übertragen, wird ein Umfeld geschaffen, in dem die Heilung stattfinden kann. Dieser Vorgang wird noch ge-

fördert, wenn man zusätzlich einfache Yoga-Körperübungen und Atemübungen mit gespürter Achtsamkeit ausführt.

Wie Quantenphysik und Forschungen mit Protonenbeschleunigern auch wissenschaftlich nachweisen können, besteht Materie aus Licht, und hinter dem Licht ist ein Bewusstsein – nämlich Geist (Spirit). So hat es auch Selvarajan Yesudian in einer Affirmation ausgedrückt:

»Ich bin Geist, der grenzenlose, der starke, der alles belebende, der ewig freie. Ich offenbare meinen absolut vollkommenen Geist im Körper als strahlende Gesundheit und in der Seele als Harmonie. Ich offenbare meinen absolut vollkommenen Geist als mein ewiges Sein.«

Da aber auch ein Yogi mit seinem Geist die Materie nicht immer ganz beherrschen kann, ist es bei der Heilung und zur Erhaltung der Gesundheit notwendig, weiterhin die Naturgesetze zu beachten. Dazu gehört eine gesunde Lebensweise mit der richtig dosierten körperlichen Aktivität und einer ausgewogenen vollwertigen und heilungsfördernden Ernährung. Da aber unsere Nahrungsmittel heute nicht immer die Mikronährstoffe enthalten wie in früheren Zeiten, haben wir auch moderne Erkenntnisse der Mikronährstofftherapie mit einfließen lassen. Denn durch gezielten Ausgleich von Mangelzuständen kann man oftmals auch Medikamente einsparen – aber nur nach Rücksprache mit dem Hausarzt.

Dieses Büchlein ist für Menschen geschrieben, die sich für Yoga interessieren und auf vernünftiger Basis für ihre Gesundheit und Heilung alles tun wollen, was möglich ist.

Stichwortverzeichnis

Literatur

Berufsverband Deutscher Yogalehrer (BDY): Der Weg des Yoga. Verlag Via Nova (2007)

Bretz, Sukadev V.: Die Yogaweisheit des Patanjali für Menschen von heute. Verlag Via Nova (2008)

Burgerstein, Lothar: Handbuch Nährstoffe. Karl F. Haug Verlag (2002)

Dalai Lama: Die Essenz der Lehre Buddhas. Lotos Verlag (2012)

Die Bibel oder die ganze Heilige Schrift. Sächsische Hauptbibelgesellschaft Dresden (1905)

Dobos, Gustav: Die Selbstheilungskräfte aktivieren! Zabert Sandmann Verlag München (2008)

Ecclés, John C. und Karl R. Popper: Das Ich und sein Gehirn. Piper Verlag (1989)

Enkelmann, Nikolaus B.: Leben ist eine Kunst. Wege zu einem erfüllten Leben. Gabal Verlag Offenbach (2010)

Gröber Uwe: Mikronährstoffe. WVG Wissenschaftliche Verlagsgesellschaft Stuttgart (2011)

Iyengar, B. K. S.: Licht auf Yoga. O.W. Barth Verlag (1993)

Iyengar, Gita s.: Yoga für die Frau. O. W. Barth Verlag (1983)

Hariharananda, Paramahansa: Kriya Yoga. Hugendubel Verlag (2004)

Kraftsow, Gary: Kraftquelle Yoga. Verlag Via Nova (2012)

Kriyananda, Swami: The Art and Science of Raja Yoga. Crystal Clarity Publishers, Nevada City (2010)

Lipton, Bruce H.: Intelligente Zellen. Koha Verlag Burgrain (2008)

Lobsang, Tulku Lama: Lu Jong. O.W. Barth Verlag (2007)

Lobsang, Tulku Lama: 108 Fragen: aus der geheimen Weisheit Tibets. Nangten Menlang International (2011)

Lysebeth, André van: Yoga für Menschen von heute. Goldmann Verlag (1999)

Oellerich, Heike, Miriam Wessels: Soforthilfe-Yoga. BLV Buchverlag München (2013)

Schnabel, Ulrich: Die Vermessung des Glaubens. Karl Blessing Verlag (2008)

Strunz, Ulrich: Wunder der Heilung: Neue Wege zur Gesundheit. Heyne Verlag (2014)

Trökes, Anna: Das große Yoga Buch. Gräfe und Unzer Verlag München (2000)

Trökes, Anna und Bettina Knothe: Yoga-Gehirn. O. W. Barth (2009)

Lindenberg, Wladimir: Yoga mit den Augen eines Arztes. Richard Schikowski Verlag Berlin (1960)

Vivekananda, Swami: Raja-Yoga. Hermann Bauer Verlag Freiburg (1978)

Witt, Ute und Barbra Noh: Yoga, Körper und Seele im Einklang. BLV Buchverlag München (2006)

Yesudian, Selvarajan und Elisabeth Haich: Sport und Yoga. Aquamarin Verlag (2012)

Yesudian, Selvarajan: Hatha-Yoga. Das Übungsbuch. Aquamarin (2008)

Yogananda, Paramahansa: Wissenschaftliche Heilmeditationen (2000)

Yogananda, Paramahansa: Der Yoga Jesu. (2009)

Yogananda, Paramahansa: Die Bhagavadgita, 2 Bände (2005)

Bildnachweis
Alle Fotos: Ulli Seer; außer: S. 12: Springer-Verlag Berlin Heidelberg 1992, Das Autistisch-Undisziplinierte Denken in der Medizin und Seine Überwindung, E. Bleuler, Titelblatt, © Springer-Verlag Berlin Heidelberg 1992; S. 14: Camazine S – Getty Images; S. 27: FooTToo – shutterstock.com S. 28 links: Peter Witek; S. 28 rechts: neogon – Fotolia.com

Alle Grafiken: Schmidt Media Design; außer: S. 24: Dr. Peter Konopka

Über den Autor

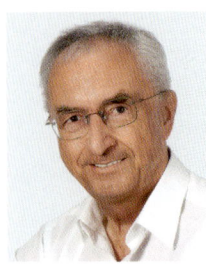

Dr. med. Peter Konopka ist Internist, Sportmediziner und Yogalehrer. Er war von 1977 bis 2003 als Oberarzt in der II. Medizinischen Klinik am Klinikum in Augsburg tätig. Neben seiner beruflichen Tätigkeit war er aktiver Radrennfahrer. Mit Radweltmeister Rudi Altig und Karl Ziegler als Bundestrainer war er zwölf Jahre sportärztlicher Betreuer der Deutschen Rad-Nationalmannschaften bei Trainingslagern, Etappenrennen sowie bei insgesamt 16 Weltmeisterschaften und Olympischen Spielen. Außerdem praktiziert er seit über 30 Jahren Yoga. Er wurde von seinem indischen Yogalehrer Jonas Remedios zum Yogalehrer ausgebildet und 1991 zu seinem Nachfolger als Leiter seiner Yoga-Schule in Augsburg bestimmt. Außerdem war er bei Selvarajan Yesudian in Zürich und wurde auch in den Kriya-Yoga nach Paramahansa Yogananda eingeweiht.

Impressum

Bibliografische Information der Deutschen Nationalbibliothek

Die Deutsche Nationalbibliothek verzeichnet diese Publikation in der Deutschen Nationalbibliografie; detaillierte bibliografische Daten sind im Internet über http://dnb.d-nb.de abrufbar.

Umschlagfotos:
Vorderseite: Plainpicture/Alix Minde
Rückseite: Ulli Seer

Lektorat: Sarah Weiß, Katja Schüler
Herstellung: Ruth Bost
DTP: Kathrin Michel, Satz+Layout Fruth GmbH, München

 **BLV Buchverlag GmbH & Co. KG**

80797 München

© 2015 BLV Buchverlag GmbH & Co. KG, München

Gedruckt auf chlorfrei gebleichtem Papier

Printed in Germany
ISBN 978-3-8354-1359-7

Hinweis
Das vorliegende Buch wurde sorgfältig erarbeitet. Dennoch erfolgen alle Angaben ohne Gewähr. Weder Autor noch Verlag können für eventuelle Nachteile oder Schäden, die aus den im Buch vorgestellten Informationen resultieren, eine Haftung übernehmen.

 www.facebook.com/blvVerlag

Entspannung für Seele und Körper

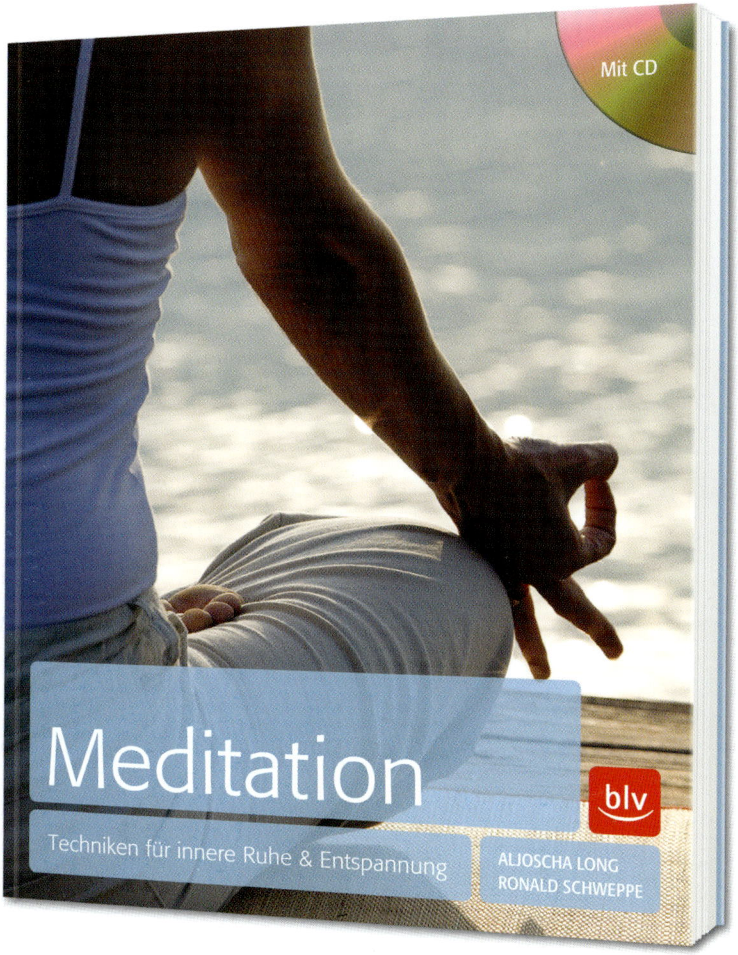

Mit CD

Meditation

Techniken für innere Ruhe & Entspannung

ALJOSCHA LONG
RONALD SCHWEPPE

blv

Aljoscha Long/Ronald Schweppe
Meditation
Meditation für den Alltag – Stress loslassen und die geistigen Kräfte
bündeln: Entspannung für Seele und Körper · Techniken, Wirkungsweisen,
Anleitungen · Meditationen mit Schwerpunkt Konzentration, Achtsamkeit
und liebevolle Güte · Bewegungsmeditationen: Yoga, Taiji, Qigong ·
Extra: geführte Übungen auf CD.
ISBN 978-3-8354-1225-5

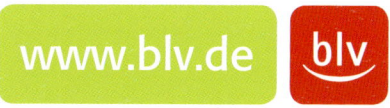